Horst Cotta Orthopädie für die Praxis

Seminare
für die ärztliche Fortbildung

Herausgegeben von

Professor Dr. Albert Schretzenmayr

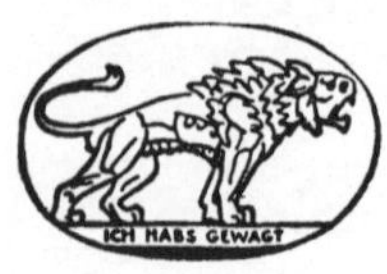

J. F. LEHMANNS VERLAG MÜNCHEN

Orthopädie für die Praxis

Von Professor Dr. Horst Cotta
Direktor der Orthopädischen Klinik und Poliklinik der Universität Heidelberg

unter Mitarbeit von

Privatdozent Dr. Klaus-Peter Schulitz
Oberarzt der Orthopädischen Klinik und Poliklinik der Universität Heidelberg

Mit 55 Abbildungen

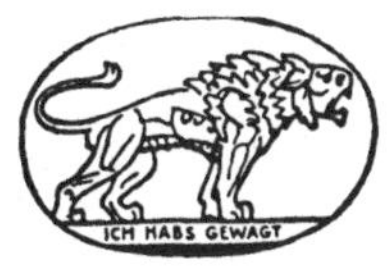

J. F. LEHMANNS VERLAG MÜNCHEN

ISBN 978-3-540-79755-5 ISBN 978-3-642-95869-4 (eBook)
DOI 10.1007/978-3-642-95869-4

Satz : Gebr. Parcus KG, München
Einband: Simon Wappes, Munchen

Inhalt

Vorwort

Im März 1969 wurde erstmals ein Orthopädisches Seminar auf dem Internationalen Fortbildungskongreß der Bundesärztekammer in Davos veranstaltet. Auf Wunsch der Kongreßleitung sollen die alljährlich auf dem Seminar gehaltenen Vorträge in dem vorliegenden Band erscheinen. Das Buch wendet sich an die praktisch tätigen Ärzte. Ihnen soll Gelegenheit gegeben werden, einen Einblick in die heutigen Probleme verschiedener Krankheitsbilder des orthopädischen Fachbereiches zu erlangen. Auf Grund der Fortschritte, u. a. auf dem Gebiet der Stoffwechsel- und Bindegewebsforschung, Biomeachnik und Alloarthroplastik, ändern sich die Ansichten über die Ätiologie, Diagnose und Therapie ständig. Es ist daher das Ziel des Buches, dem Arzt neben seit langem Bewährten auch neuere Erkenntnisse zu vermitteln. Der dargestellte Stoff erhebt dabei keinen Anspruch auf Vollständigkeit und soll vor allem kein Lehrbuch ersetzen. Die Diskussion im Anschluß an die auf dem Fortbildungskongreß gehaltenen Vorträge hat gezeigt, daß Interesse an den aufgeworfenen Fragestellungen in hohem Maße besteht.

Die Verfasser

Orthopädische Klinik und Poliklinik der Universität Heidelberg
(Direktor: Prof. Dr. H. COTTA)

Fortschritte in der Therapie der sogenannten angeborenen Hüftluxation und ihrer Folgen

Von H. COTTA und K.-P. SCHULITZ

Bei der sogenannten angeborenen Hüftgelenksluxation handelt es sich entweder um eine primäre Formstörung des Gelenkes auf Grund einer Minderwertigkeit der Keimanlage oder um eine verzögerte Entwicklung bedingt durch Bewegungsstörungen und Fehlstellungen der unteren Extremitäten. Die mangelhafte oder fehlerhafte Differenzierung des Hüftgelenkes und die sich daraus ergebende Dysfunktion führen zum frühzeitigen Verschleiß des Gelenkes. Man spricht von einer *sogenannten angeborenen Hüftgelenksluxation,* da bei der Geburt nur eine Fehlform des Gelenkes oder ein instabiles Gelenk anlagemäßig vorhanden ist und in vielen Fällen erst später durch muskeldynamische Kräfte im Zusammenhang mit der Formgebung des coxalen Femurendes eine Subluxation oder Luxation eintreten kann. Es ist daher unbedingt notwendig, daß man die Hüftdysplasie und natürlich auch die Hüftgelenksluxation bereits erkennt, bevor der Knorpel und der Knochen durch eine unphysiologische Beanspruchung irreversiblen Störungen anheimfallen.

Seit der Auffassung um die Jahrhundertwende, das Luxationsproblem durch die unblutige Einrenkung gelöst zu haben, sind neue Fragestellungen hinzugetreten und z. T. geklärt worden. Der wesentliche Fortschritt in der Therapie liegt in der Erkenntnis, daß auf Grund einer rechtzeitig gestellten Frühdiagnose die Möglichkeit besteht, gezielt in den Prozeß einzugreifen, um die Entwicklung des Gelenkes günstig zu beeinflussen und das Schicksal der Betreffenden zu erleichtern. Der Fortschritt der Behandlung ist jedoch nicht nur in dem frühzeitigen Beginn, sondern auch vor allen Dingen in der Anwendung *funktioneller Methoden* zu sehen. Heute wird die dynamisch-funktionelle Behandlung der angeborenen Hüftgelenksluxation angewandt, seitdem man weiß, daß die Dauerfixierung eines Gelenkes über Monate, wie sie früher nach LORENZ oder LANGE gehandhabt wurde, schädlich ist und zu nicht wieder gutzumachenden Folgen am Hüftgelenk führen kann. Bei der funktionellen Behandlungsmethode wird der physiologische Bewegungsdrang des Kindes zur Behandlung der Hüftgelenksluxation ausgenutzt.

Die postnatale Entwicklung des Gelenkes wird durch die endogene Determination sowie durch den formativen Reiz, d. h. durch das Zusammenwirken von Belastung, Formation des Gelenkkörpers und der angreifenden Muskulatur bestimmt. Hier hat die Grundlagenforschung von Hohmann, von Lanz, Rohlederer, Bernbeck und anderen wesentlich weiter gebracht. Ziel der Behandlung ist die Wiederherstellung des Kontaktes zwischen Hüftkopf und Pfanne und die Sicherung des Gelenkschlusses. Die Gelenkstabilität bei der Dysplasie wird im wesentlichen gewährleistet durch die Ausbildung des Pfannendaches. Wenn die Ossifikation des Pfannendachkerns verzögert ist, resultiert eine flache, steilgestellte Pfanne, die der Luxationsstellung des Kopfes zunehmend Vorschub leistet. Unterstützt wird dieser Vorgang durch die selektive Druckkonzentration am Pfanneneck, durch den vermehrten Neigungswinkel und Drehungswinkel des coxalen Femurendes. Es besteht also die zwingende Notwendigkeit, die Hüftdysplasie bereits zu erkennen, bevor der Knorpel und Knochen am Pfanneneck der Nekrose anheimfallen und irreversible Störungen auf Grund des fehlenden formativen Reizes der Pfanne eingetreten sind.

Man kann immer wieder die Erfahrung machen, daß die Diagnose dieses Krankheitsbildes erst zu einem Zeitpunkt gestellt wird, wenn nicht mehr gutzumachende Schäden am Gelenk aufgetreten sind. Die mangelnde Aufklärung der Bevölkerung und die unzureichende orthopädische Überwachung sind als Ursache hierfür anzusehen. Setzt die Behandlung erst nach Ablauf des 1. Lebensjahres ein, ist mit einer vollständigen Ausheilung in keinem Falle mehr zu rechnen. Durch die intensiven Bemühungen der letzten Zeit auf dem Gebiete der Hüftgelenksluxationsbehandlung konnte die Morbidität wesentlich gesenkt und auch der Ausprägungsgrad des Hüftgelenksverschleißes vermindert werden.

Die Bedeutung der *Frühdiagnose* für die Therapie und den Erfolg der Behandlung liegt auf der Hand. Die Diagnose der Hüftgelenksluxation sollte möglichst in den ersten Wochen gestellt werden. Darauf hat bereits schon vor mehr als 40 Jahren Putti hingewiesen.

Kurz zum Verständnis und zur Wiederholung die wichtigsten Kriterien der Hüftgelenksluxation. Schon bei erblicher Belastung, bei Steiß- und Querlagen und Auftreten anderer angeborener Mißbildungen muß an eine angeborene Hüftgelenksluxation gedacht werden. Wenn Abweichungen in der Haltung und Funktion eines Beines vorliegen, muß nach einer sogenannten angeborenen Hüftgelenksluxation gefahndet werden. Die Stellungsabweichungen eines Beines in Außenrotation und Abduktion sowie die Abflachung der Gesäßhälfte und das Vorspringen der Rollhügelgegend auf der kranken Seite gelten als unsichere Zeichen. Die Faltenasymmetrie ebenfalls als unsicherer Hinweis auf die angeborene Hüftgelenksluxation ist bereits in Laienkreisen sehr bekannt (Abb. 1). Der Wert dieses Zeichens

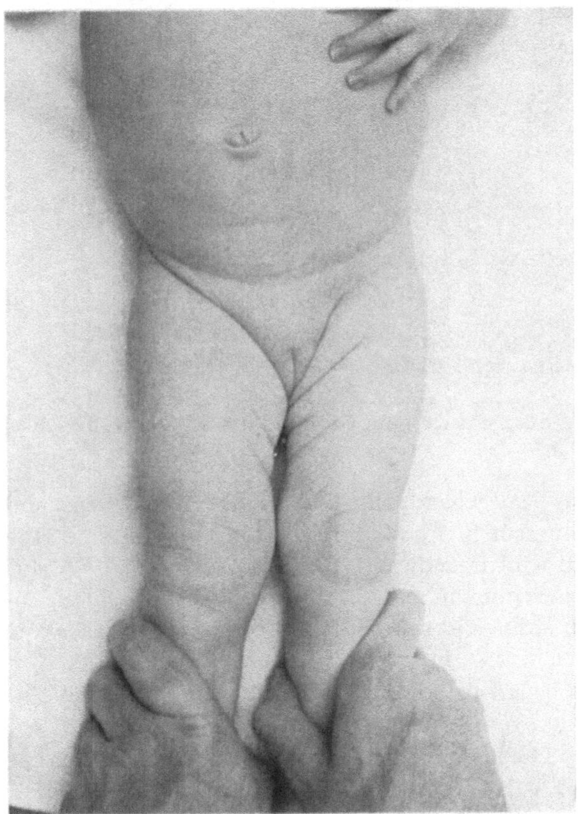

Abb. 1: Faltenasymmetrie bei linksseitiger Hüftgelenksluxation.

ist jedoch sehr beschränkt. Viele Untersucher messen der Abduktionsbehinderung des in Hüft- und Kniegelenk rechtwinkelig gebeugten Beines großen Wert (Abb. 2). Eine gewisse Rolle spielt bei der Diagnose der Hüftgelenksluxation das sogenannte Ortolani-Phänomen. Beim Ortolani-Test liegt das Kind auf dem Rücken, das Hüftgelenk ist bis 90° gebeugt, eben-

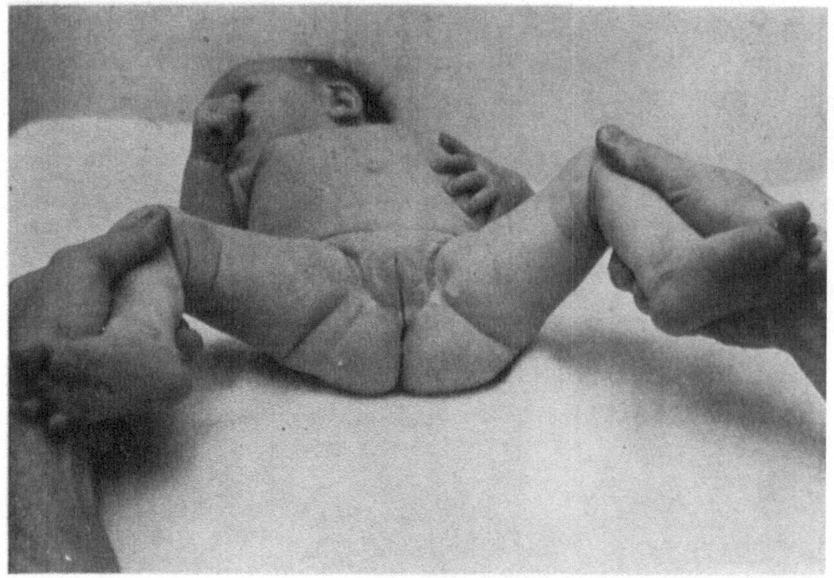

Abb. 2: Abspreizhemmung links bei linksseitiger Hüftgelenksluxation.

falls das Kniegelenk. Die Kniegelenke werden zusammengehalten und dann langsam in Abduktion überführt. Wenn eine Hüftgelenksluxation vorliegt, wird irgendwann auf dem Wege des 90°-Abduktionsbogens der Kopf des Femurs in das Acetabulum zurückschlüpfen, und zwar mit einer deutlich sicht- und spürbaren Bewegung, die von ORTOLANI als Klick beschrieben wurde. Das Ausführen des Ortolani-Klickes erscheint sehr einfach, es bedarf jedoch einer gewissen Erfahrung und einer ausreichenden Relaxation von Seiten des Babys. Der Test hat jedoch seine Grenzen. Das Schnapp-Phänomen kann auch bei Luxationshüften negativ sein. Das kommt z. B. bei der Abduktionsbewegung vor, wenn der dislozierte Kopf so sanft über die Acetabulumlippe gleitet, daß kein Klick spürbar wird. Es gibt jedoch auch Anzeichen, daß dieses Phänomen in normalen Hüften positiv ist. ORTOLANI hat gesagt, daß dem Klick in den ersten 7 Tagen keine wesentliche Bedeutung, bis zum 28. Tag jedoch ein großer Wert für die Diagnose der Luxation zukommt.

Sicher kann eine angeborene Hüftgelenksluxation (Abb. 3) nur mit Hilfe des Röntgenbildes diagnostiziert werden. Wenn der Verdacht infolge äußerlich sichtbarer Deformierung auf eine Luxation besteht, sollte man

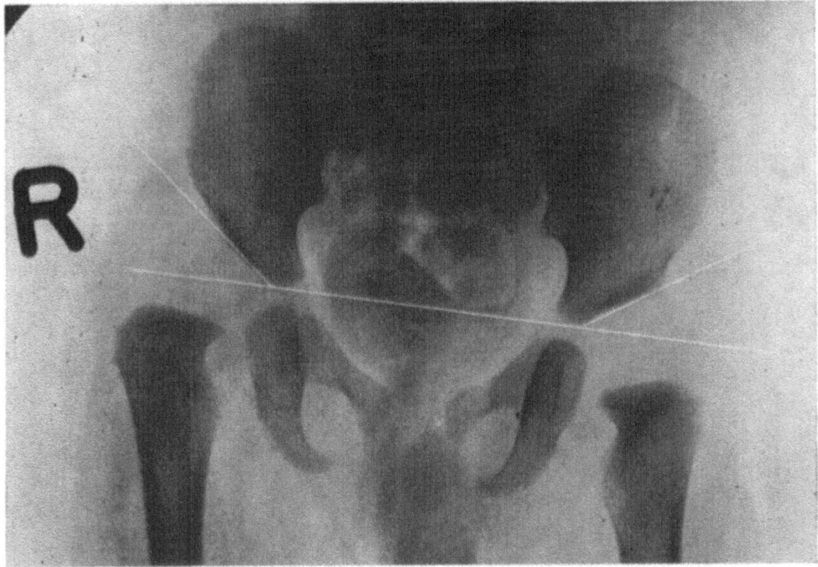

Abb. 3 a: 4 Monate altes Kind mit doppelseitiger Hüftgelenksluxation. Rechtsseitig Lateralisation des coxalen Femurendes mit Hochstand. Bds. erheblich vergrößerter Acetabulumwinkel.

auch kurz nach der Geburt bereits ein Röntgenbild zur Verifizierung des Hüftgelenkzustandes machen. Besteht jedoch nur der Verdacht auf eine Dysplasie, werden prophylaktische Maßnahmen eingeleitet und die Röntgenaufnahme erst nach Ablauf von 10 bis 12 Wochen vorgenommen. Der Schaden einer übersehenen Hüftgelenksluxation bzw. Dysplasie steht in keinem Vergleich mit der ohne Schaden angewandten einmaligen Röntgendiagnostik.

Im Säuglingsalter gibt es verschiedene Methoden, die Reduktion und Retention des Hüftgelenkes zu erreichen. Bei Dysplasien und Subluxationen verwendet man das einfache Spreizhöschen. Man erreicht damit die Einstellung des Kopfes tief in die Pfanne und eine günstige Pfannendachbildung. Zur Pflege muß das Höschen abgenommen werden. Bei Luxationen des Hüftgelenkes im Säuglingsalter wird die gewaltlose Einrenkung des luxierten Hüftkopfes durch die Pawlik-Bandage (Abb. 4) gewährleistet. Repräsentative Zahlen Pawliks weisen Kopfnekrosen nur in 0,9% der Fälle auf. Reiter, Erlacher, Mittelmeier, Witt u. a. berichten über ähnliche Ergebnisse. Das wesentliche dieser Methode, die nur bestimmte Bewegun-

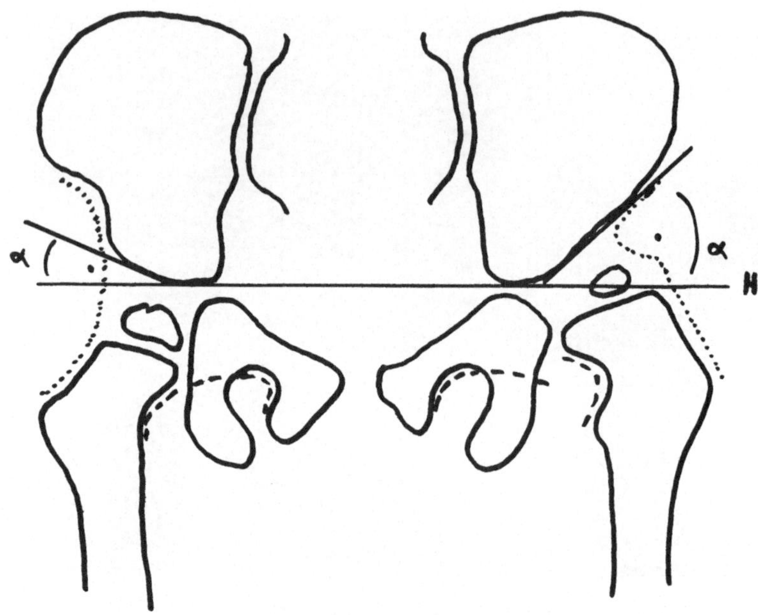

Abb. 3 b: Rechts normale Hüfte, links Luxationshüfte. H = Hilfslinien nach Hilgenreiner. α Pfannendachwinkel (links vergrößert). Menard-Shentonsche Linie - - - - - und Calvésche Linie . . . . . . links unterbrochen.

gen im Hüftgelenk zuläßt, ist, daß sie den natürlichen Bewegungsdrang des Kindes für die Reposition des luxierten Hüftgelenkes ausnutzt. Man muß bedenken, daß mit der Behandlung nach LORENZ, d. h. der Dauerfixierung im Gips bzw. auch nach LANGE Kopfnekrosen bis zu 80% beobachtet wurden.

Hervorgehoben werden soll zur Behandlung der Hüftluxation des Säuglinges die Abduktionsschiene nach VON ROSEN. Es handelt sich dabei um ein Aluminiumgestell, das die Beine in Abduktion hält. Gewöhnlich brauchte diese Schiene, die ununterbrochen getragen werden muß, ungefähr nur 3 Monate belassen zu werden. Bei Frühestbehandlung, d. h. Anlegen innerhalb der 1. Woche, treten dann erneute Luxationen nicht mehr auf. Der Vorteil gegenüber der Pawlikbandage liegt in der guten Pflegemöglichkeit des Kindes. Denn auch die Pawlikbandage sollte bei Luxationen des Hüftgelenkes nicht abgenommen werden. Aus diesen Gründen eignet sich auch das Spreizhöschen und ihre Modifikationen nicht zur Behandlung der Luxationen.

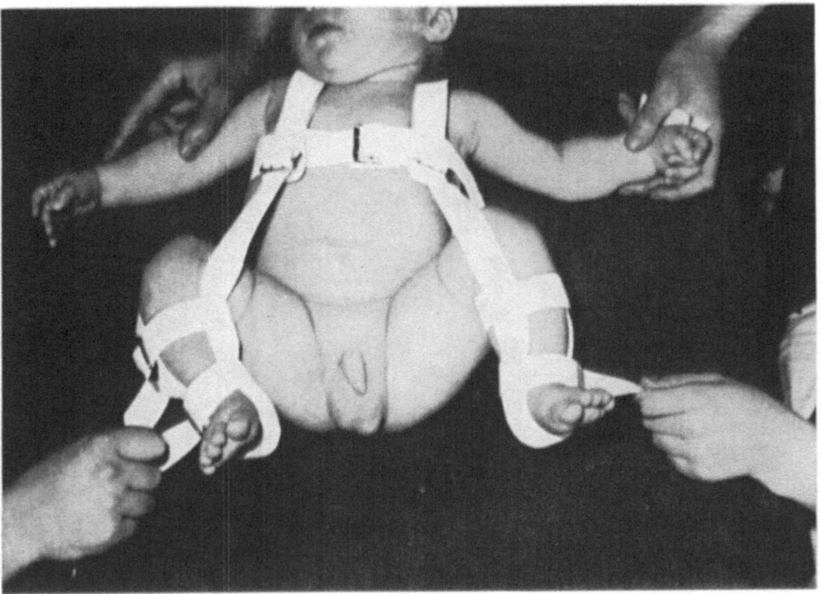

Abb. 4: 6 Monate altes Kind mit modifizierter Pawlik-Bandage.

Als Fortschritt in der Luxationsbehandlung des älteren Säuglings und Kindes kann die an der Heidelberger Orthopädischen Universitätsklinik entwickelte Hoffmann-Daimler-Methode angesehen werden (Abb. 5). Das Prinzip dieser Behandlung besteht in der schonenden Einrenkung durch eine zunehmende maximale Beugung und Außenrotation des Oberschenkels mit Hilfe der Bandage und die Retention des Ergebnisses in maximaler Abspreizung und mittlerer Beugestellung mit der Schiene. Die Spontaneinrenkung des luxierten Gelenkes gelingt hier ohne die Durchblutung des Kopfes herabzusetzen. Die funktionelle Tiefeinstellung des Kopfes stellt den formativen Reiz für die Entwicklung des Pfannendaches auch bei älteren Kindern dar. Die gute Entwicklung des Pfannendaches konnte hundertfach erprobt werden (Abb. 6).

Für die Behandlung der sogenannten angeborenen Hüftgelenksluxation genügen die angeführten Methoden unter der Voraussetzung, daß man früh mit der Therapie beginnt. Es sind eine Unmenge von Schienen, Bandagen und Apparaten konstruiert und für die Hüftgelenksluxationsbehandlung empfohlen worden. Es ist notwendig, sich auf 2 oder 3 Methoden zu beschränken, die zum richtigen Zeitpunkt eingesetzt gute Ergebnisse

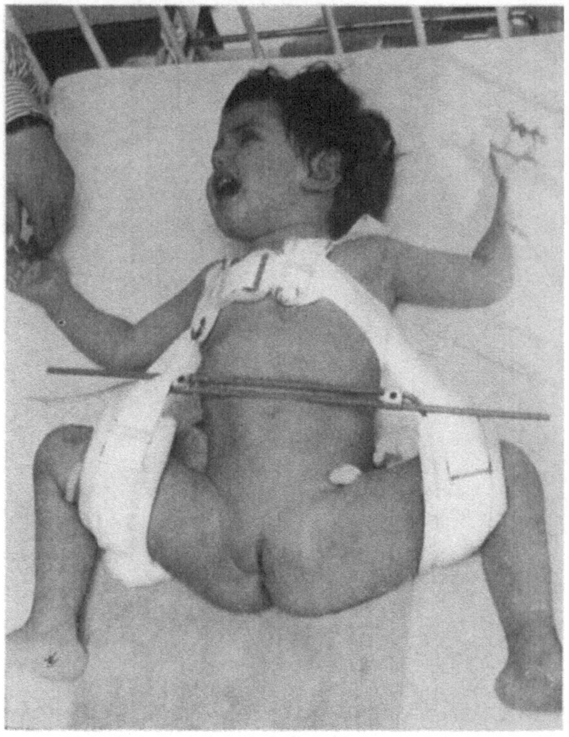

Abb. 5: $1^3/_4$ Jahre altes Kind mit Beugebandage und Schiene nach Hoffmann-Daimler.

gewährleisten. Da leider viele Kinder erst wesentlich zu spät in die Behandlung kommen, sind jedoch vielfach operative Maßnahmen notwendig, um ein einigermaßen funktionstüchtiges Gelenk zu gewährleisten. Außerdem muß man bedenken, daß selbst die funktionelle Behandlungsmethode zeitweilig Folgezustände am Hüftgelenk hinterläßt, die einer operativen oder längeren konservativen Behandlung bedürfen. Sogar mit der Beckerschen Spreizhose und nach Anwendung der Hoffmann-Daimler-Methode sind Kopfumbaustörungen bekannt geworden. Die Ursache liegt dann darin, daß die Behandlung zu forciert durchgeführt wird.

Von den verschiedenen Grundkomponenten der sogenannten angeborenen dysplastischen Hüfte können die *Valgität* und die *verstärkte Antetorsion des proximalen Femurendes* sowie ihre dynamischen Auswirkungen auf das Hüftgelenk nicht wesentlich beeinflußt werden. Das Ziel *operati-*

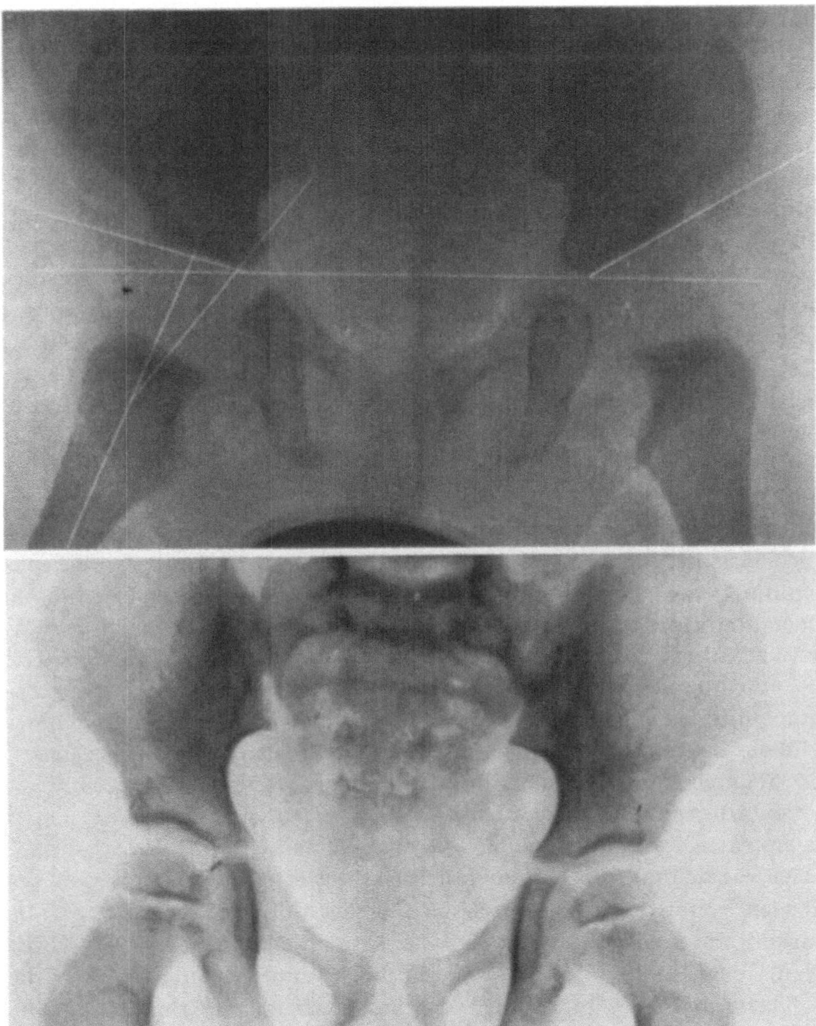

Abb. 6: Entwicklungsverlauf einer linksseitigen Hüftdysplasie bei Anwendung funktioneller Behandlungsmethoden (nach Hoffmann-Daimler). Gute Entwicklung der Pfannendächer.

ver Maßnahmen wie der Derotations-Varisierungsosteotomie ist, die Achsenfehler des coxalen Femurendes zu beseitigen und konsekutiv damit die statisch-dynamischen Verhältnisse zu verbessern. Die angestrebte Zentrierung des Hüftkopfes durch die intertrochantere Keilentnahme bedeutet für die Pfanne, daß durch die Druckentlastung des vorderen oberen Pfannendaches den Ossifikationszentren eine Chance zur Wachstumsanreicherung gegeben wird. Außerdem führen die Korrektur der vermehrten Antetorsion und Valgusstellung des Schenkelhalses und die Wiederherstellung des Muskelgleichgewichtes von Außen- und Innenrotatoren durch die intertrochantere DV-Osteotomie zu einer Sicherung des Gelenkschlusses (Witt). Die grundsätzlichen muskeldynamischen Überlegungen Rohlederers und Bernbecks der Jahre 1949 und 1950 und die statisch-dynamischen Gedankengänge Pauwels bedeuten hier eine wesentliche Bereicherung der operativen Hüftgelenksbehandlung.

Die Indikation zur intertrochanteren Osteotomie wird immer dann gegeben sein, wenn Valgität und Antetorsion des Schenkelhalses das physiologische Maß wesentlich überschreiten. Der Eingriff wird etwa ab 2. Lebensjahr durchgeführt.

Die Abbildung 7 zeigt, daß es gelingt, den Hüftkopf in der Pfanne zu zentrieren, das Pfannendach zu entlasten, durch Änderung der Muskel- und Belastungskräfte das Gelenk zu stabilisieren und damit die Gelenkdeformität mit allen ihren Folgen weitgehend zu beseitigen. Durch diese Operation kann der Entwicklungsverzug aufgeholt und die plastische Anpassungsfähigkeit des kindlichen Stützgewebes ausgenutzt werden. Die DV-Osteotomie stellt den häufigsten operativen Eingriff für die angeborene Hüftgelenksluxation dar. Bei Verwendung der Becker-Witt-Klammer wird die Osteotomie zusätzlich im Beckenbeinfußgips für 6 Wochen fixiert. Bei größeren Kindern erlaubt die AO-Platte die stabile Osteosynthese und die sofortige anschließende funktionelle Bewegungstherapie.

Es bestehen Kontraindikationen wie auch Rückschläge bei einer einwandfreien Einstellung des Hüftkopfes nach Varisierung und Derotation des coxalen Femurendes. Wenn z. B. der Gelenkschluß in Abduktionsstellung ungenügend ist oder eine Inkongruenz besteht, sollte die DV-Osteotomie wenigstens als alleiniger Eingriff nicht durchgeführt werden. Es sollen die Valgusrezidive erwähnt werden, die besonders im frühkindlichen Alter eintreten und den Erfolg in Frage stellen können. Andererseits nehmen die Regenerationspotenzen des Hüftgelenkes mit steigendem Alter ab. Operiert man zu spät, kann man sich die Chance zum Wiederaufbau des Gelenkes verscherzen. Das günstigste Operationsalter liegt zwischen 2 und 4 Jahren.

Man ist gezwungen, den Gelenkschuß durch eine *offene Reposition* unter Entfernung interponierter Weichteile vorzunehmen, wenn die unblutige

Reposition unmöglich ist. Die Einstellung zur offenen Reposition hat sich im Laufe der Zeit ständig geändert und auch heute werden die Ergebnisse auf Grund verschiedener Komplikationen – Kopfumbaustörungen, Versteifungen – unterschiedlich beurteilt. SCALIETTI berichtet über nur 25% gute Ergebnisse; KIDNER stellte fest, daß sie besser als bei der geschlossenen Reposition sind. Der Dauerschaden nach der offenen Reposition und die Beibehaltung der Luxationsstellung des Hüftgelenkes sollte immer gegeneinander abgewogen werden.

Hat der formative Reiz nicht ausgereicht, eine *Pfannendachbildung* herbeizuführen, sind wir darauf angewiesen, ein ausreichendes Widerlager herzustellen, um Instabilitäten zu beseitigen und die Druckaufnahmefläche zu vergrößern. Das Heruntermeißeln der schrägen Pfannendachfläche und das Einfügen eines im Zusammenhang mit der Derotations-Varisierungs-Osteotomie entnommenen autoplastischen Keiles nach LANCE bringt für das frühkindliche Alter in vielen Fällen gute Ergebnisse (Abb. 7).

Der Wert der *Beckenosteotomie* nach CHIARI (Abb. 8) besteht nicht nur in einer morphologischen Verbesserung der Pfanne, sondern sie hat auch eine wesentlich bessere statische Voraussetzung für die spätere Hüftfunktion. Durch die Medialisierung der Hüftgelenkspfanne erfolgt eine statische Umlagerung, die eine Herabsetzung der Hüftkopfbelastung bis zu 30% bedeutet. Der Leistungsgewinn wird noch größer, wenn man diese Art der Beckenosteotomien mit einer Varisierungs-Operation kombiniert. Die Indikation umfaßt die ungenügende Pfannendachbildung mit Reluxationstendenz, Subluxationen und komplette Luxationsfälle. Es sind noch eine Reihe weiterer guter Methoden bekannt, die die gute Ausbildung des Pfannendaches operativ ermöglichen. Genannt seien hier die Operationen nach SALTER, THOMAS, LANCE, SCHEDE, die sphärische Operation nach WAGNER, die Dreifach- bzw. Zweifach-Osteotomien und die Pemberton-Acetabuloplastik.

Als häufigste behandlungsbedürftige Folgezustände der sogenannten angeborenen Hüftluxation ist einmal die Kopfumbaustörung und zum anderen die Dysplasie-Arthrose anzusehen. Unbehandelt führen beide zu einem vollständigen gebrauchsunfähigen Hüftgelenk.

Für die Entstehung der *Kopfumbaustörungen* (Abb. 9) während der Behandlung der Hüftgelenksluxation kommt dem mechanischen Moment eine besondere Bedeutung zu. Das forcierte Repositionsmanöver und die unphysiologische Retentionsstellung des Hüftgelenkes (z. B. Lorenz-Gips) können zu Durchblutungsstörungen und damit zur Zusammensinterung des Hüftkopfes führen. Der entlastende Gehapparat (Thomas-Schiene) soll

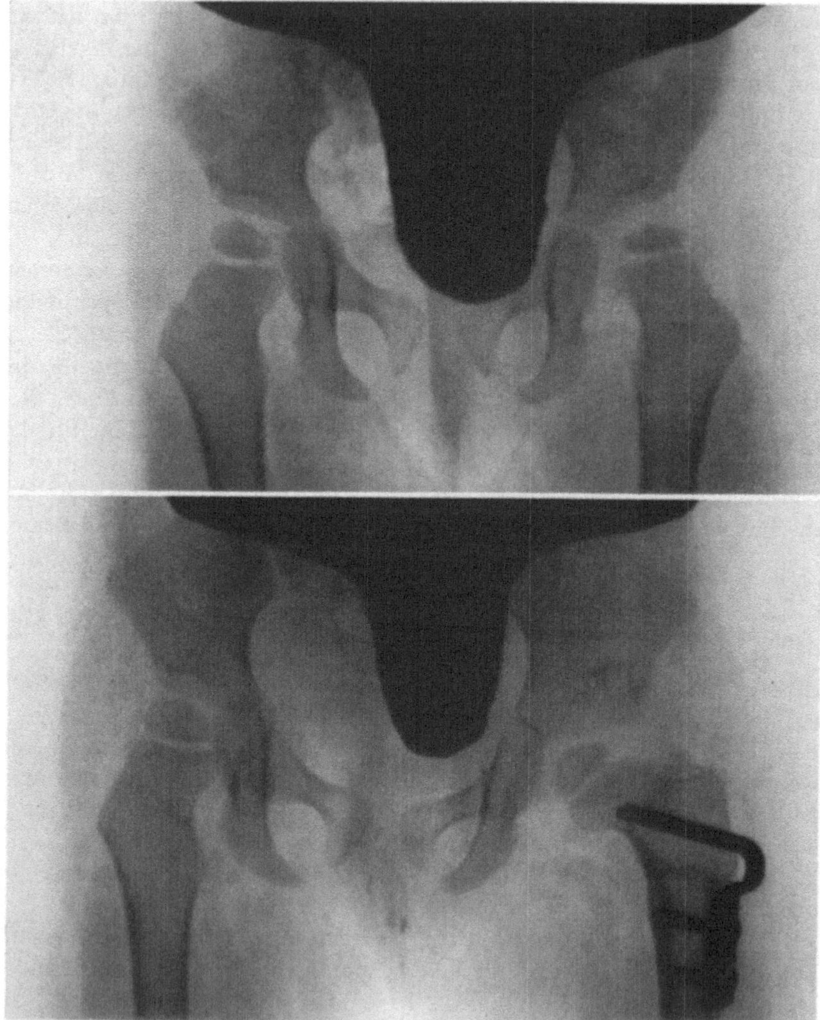

Abb. 7: Doppelseitige Hüftgelenksdysplasie. Linksseitige Derotations- und Varisierungsoperation unter Verwendung einer Kinder-AO-Winkelplatte. Pfannendachplastik links.

zum Wiederaufbau beitragen. Auch die Derotations- und Varisierungs-Osteotomie, die zur Beseitigung der Achsen-Fehlstellungen des coxalen Femurendes vielfach indiziert ist, wirkt sich günstig auf den Heilerfolg

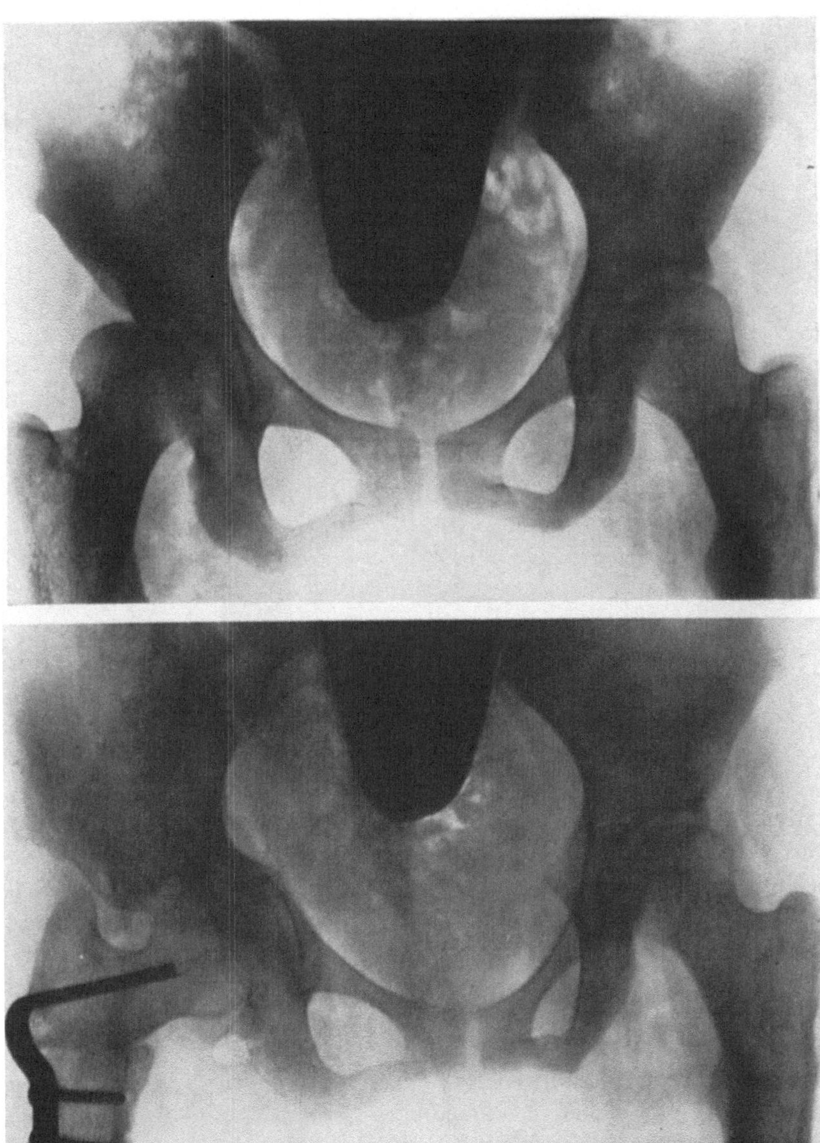

Abb. 8: 23jähr. Frau mit doppelseitiger Hüftdysplasie. Operation nach Chiari rechts, wegen Subluxation des Huftgelenkes zusätzlich Varisierungsoperation.

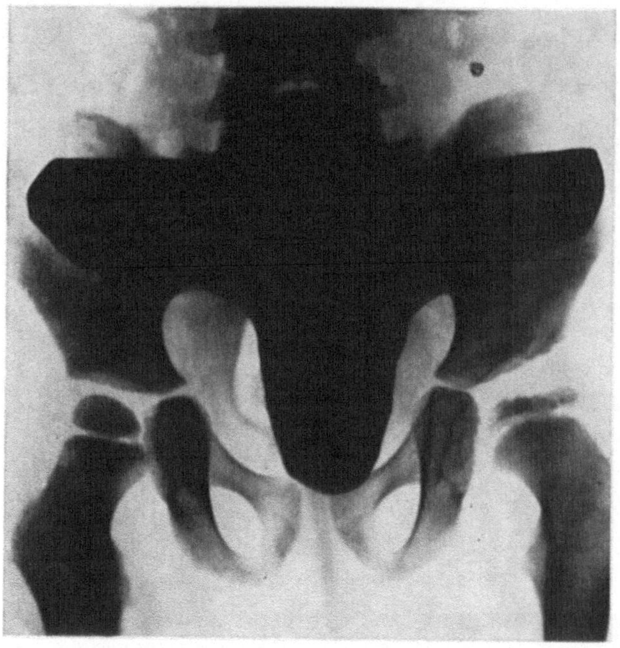

Abb. 9: 4 Jahre altes Kind mit linksseitigen Hüftkopfumbaustörungen nach mehrmonatiger Gipsbehandlung zur Einrichtung des Hüftgelenkes.

und Wiederaufbau des Kopfes aus. Die Zeit der Apparatebehandlung kann damit wesentlich verkürzt und auf 4 bis 6 Monate beschränkt werden.

Die *Dysplasie-Coxarthrose* (Abb. 10) ist die häufigste Folge unzureichend behandelter Hüftgelenksluxationen. 60% der Coxarthrosen können auf eine Dysplasie bzw. Luxation des Hüftgelenkes zurückgeführt werden. Es muß versucht werden, durch spezifische Maßnahmen die praearthrotische Deformität weitgehend zu beseitigen, die Hackenbroch als wesentlichen Faktor in der Pathogenese der Arthrose angesehen hatte. Es wurde bereits darauf hingewiesen, daß die konservative Hüftgelenksluxationsbehandlung die Achsenfehlstellungen des coxalen Femurendes wenig beeinflussen kann. Es besteht daher die unbedingte Notwendigkeit, die sogenannte Coxa valga antetorta, die darüber hinaus in vielen Fällen mit einer, wenn auch geringen Subluxation des Hüftkopfes einhergeht, frühzeitig zu erkennen und einer entsprechenden Therapie zuzuführen. Diese Therapie kann verständlicherweise natürlich nur operativ sein. Unsere Aufgabe liegt darin, festzustellen, ob und inwieweit die gestörte Form und Funktion der Hüfte durch den operativen Eingriff günstig beeinflußt werden kann. Über die Varisierungsosteotomie als häufigste Operation zur Prophylaxe der Coxarthrose und zur Beseitigung der die Hüftdysplasie begleitende Schenkelhalsfehlstellung wird im nächsten Kapitel berichtet.

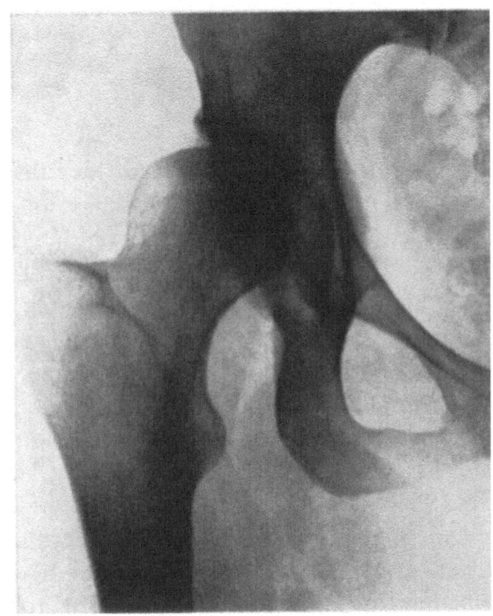

Abb. 10: 28jährige Frau mit Dysplasiecoxarthrose rechts. Abgeflachte Pfanne, Coxa valga, Sublaxat des Kopfes, Sklerosierung des Pfannendaches.

Orthopädische Klinik und Poliklinik der Universität Heidelberg
(Direktor: Prof. Dr. H. COTTA)

Die konservative und operative Behandlung der Arthrosis deformans unter besonderer Berücksichtigung des Hüftgelenks

Von K.-P. SCHULITZ

Gelenkfehlform und Dysfunktion führen zum vorzeitigen Verschleiß eines Gelenkes. HACKENBROCH hat auf die präarthrotische Deformität als wesentlichen Faktor in der Pathogenese der Arthrose hingewiesen. PAUWELS, FÜRMAIR u. a. betonen die funktionelle Seite der Gelenkbelastung als Ursache des Aufbrauchschadens. Die Coxarthrose steht im Mittelpunkt des allgemeinen Interesses, weil das Hüftgelenk neben Kniegelenk und Wirbelsäule besonders dem Verschleiß unterworfen ist. Dies liegt einmal an dem differenzierten Gelenkaufbau und zum anderen in der erheblichen statisch-dynamischen Belastung.

Wir haben kein Mittel, den in Gang befindlichen degenerativen Prozeß eines Gelenkes aufzuhalten. Daraus ergibt sich die Forderung nach einer *spezifischen Prophylaxe,* d. h. der Verhütung der präarthrotischen Deformität. Funktionelle Behandlungsmethoden oder operative Maßnahmen sind hier angezeigt. Von besonderer Problematik ist z. B. die Coxa valga antetorta im Rahmen der Hüftgelenks-Luxationsbehandlung, mit der wir täglich konfrontiert werden. Es bedarf einer großen Erfahrung des Orthopäden zu erkennen, welches Gelenk als präarthrotische Deformität anzusehen ist, welches Gelenk durch die natürliche postnatale Entwicklung den Entwicklungsrückstand aufholt oder wie weit spezifische Entwicklungstendenzen nach intertrochanteren Korrekturen zu Rezidiven führen. Eine unserer Aufgaben liegt darin, festzustellen, ob und inwieweit z. B. die gestörte Form und Funktion der Hüfte durch operative Eingriffe günstig beeinflußt werden können. Man muß natürlich auch bedenken, daß vielfach durch diese Maßnahmen kein normales gesundes Gelenk geschaffen werden kann und daß diese Gelenke immer noch einen Krankheitswert haben. Wir müssen deshalb darüber hinaus noch eine *allgemeine Prophylaxe* betreiben. Diese wird dahin gehen, Überanstrengungen im Sport und im

Beruf zu vermeiden, den richtigen Beruf auszuwählen bzw. einen Berufswechsel vorzunehmen, wobei die Tätigkeit auf das Leiden Rücksicht nehmen muß. Auf die Entlastung des Hüftgelenkes durch eine entsprechende Stockstütze kann nicht genug hingewiesen werden. Auf die statistisch-mechanische Ursache in der Entstehung von degenerativen Gelenkerkrankungen sei hingewiesen. So muß z. B. bei X- und O-Beinen eine Umlagerung des Kniegelenkes vorgenommen werden, Beinverkürzungen wegen der Gefahr von Aufbrauchschäden der Wirbelsäule ausgeglichen werden und Rund- und Flachrücken entsprechenden, meist krankengymnastischer Übungsbehandlung zugeführt werden.

Wenn wir auch nicht in der Lage sind, den Zerstörungsprozeß des Gelenkes vollständig verhindern zu können, sind doch einige Mittel vorhanden, die den Schmerz und die Funktion eines Gelenkes günstig beeinflussen können. Es stehen dafür folgende Wege offen:

1. Physikalische Maßnahmen,
2. medikamentöse Therapie,
3. apparative Behandlung und
4. operative Eingriffe.

An *physikalischen Maßnahmen* sind Wärmeanwendungen in Form von Heißluft, Moor-, Schlamm- oder Fangopackungen, aus der Elektrotherapie Kurz- und Mikrowellen sowie diadynamische Ströme und galvanische Durchströmungen anzuwenden. Ziel jeder krankengymnastischen Behandlung ist u. a. die Pflege und Kräftigung der atrophierten Muskulatur und die Beseitigung der Kontrakturen. Sie führt zu einer Zunahme der Beweglichkeit und damit zur Besserung der Trophik und Durchblutung des Gelenkes. Wir wissen, daß mit zunehmender Inaktivität auch die Produktion der Synovialflüssigkeit gemindert und die Ernährung des Knorpels gestört wird.

An *Medikamenten* steht uns eine Unzahl von Präparaten zur Verfügung. Zunächst sei auf die Salizylate und Pyrazolonderivate hingewiesen, Medikamente, die eine analgetische sowie antiphlogistische Wirkung haben. In den letzten 15 Jahren hat sich die Behandlung mit intraartikulären Injektionen von Corticosteroiden und auch mit Mukopolysaccharidpolyschwefelsäurestern durchgesetzt. Die intraartikuläre Verabreichung dieser Präparate zählt zu den wirkungsvollsten Methoden, eine Besserung der Reizzustände herbeizuführen und auch in den Stoffwechselprozeß einzugreifen.

Wie kann man sich die Wirkung dieser beiden Medikamente vorstellen?

Wir wissen, daß die *Glukocorticoide* eine kapillarabdichtende Wirkung haben. Sie hemmen also die Exsudation und damit das Auftreten von Reizergüssen in die Gelenke. Einen wesentlichen Angriffspunkt stellen die Fibroblasten und die bindegewebige Intercellularsubstanz dar. Zum besseren Verständnis sei angeführt, daß Cotta und Dettmer für die Arthrose ganz spezifische Veränderungen im Bindegewebe gefunden hatten. Die Fibroblasten schalten ihren Stoffwechsel auf eine massive Produktion von Faservorstufen und Mukopolysacchariden um. Der Fibroblast wird von feinfädigem filamentärem Material umgeben, das sich zwischen die Lücken der einzelnen Faserbündel und Fibrillen ablagert, die ihre typische Querstreifung verloren haben und eine Strukturauflösung zeigen. Der Stoffwechselaustausch zwischen der Faser und der nächstliegenden Bindegewebszelle ist durch diese proliferativen Prozesse erheblich gestört. Die Glukocorticoide hemmen die Bildung dieser collagenen Vorstufen. Das bedeutet, daß die proliferativen Prozesse im Bindegewebe gebremst werden und somit der Verdichtung des Stoffwechselweges sinnvoll entgegenwirken. Vor der kritiklosen Anwendung der Steroide sei gewarnt, da sie sich gleichermaßen auch nachteilig auswirken können.

Die zweite Stoffklasse stellt die hochsulfonierten *Mukopolysaccharidschwefelsäureester* dar. Diese werden als Arteparon als wirksames Mittel zur Behandlung der Arthrosen angesehen. Untersuchungen zeigen, daß Arteparon vom arthrotischen Knorpel in vermehrtem Maße aufgenommen wird. Es werden an der Oberfläche der Kollagenfibrillen im Knorpel Ladungen frei, die durch das Arteparon wieder besetzt werden. Die Wirkung dieses Medikamentes am arthrotischen Knorpel besteht im wesentlichen in dem Ersatz des charakteristischen Mukopolysaccharidverlustes. Greiling kam auf Grund seiner Forschungen zu dem Ergebnis, daß Arteparon die Mukopolysaccharid abbauenden Fermente hemmt. Dadurch wird in das Syntheseabbaugleichgewicht im Knorpel zugunsten der Synthese entgegengewirkt.

In einigen Fällen, insbesondere wenn die konservative Therapie nicht anschlägt und operative Maßnahmen nicht anwendbar sind, bietet die *Apparatbehandlung* Möglichkeiten, die Beschwerden des Patienten durch Ausschaltung schmerzhafter Bewegungen im Hüftgelenk z. B. zu vermindern. Da es aber jedoch die Mikrobewegungen sind, die dem Patienten hauptsächlich Schmerzen bereiten, wird in vielen Fällen eine apparative Behandlung nicht immer von ausreichender Wirkung sein. Die Entlastung des Gelenkes durch Bettruhe ist immer zu empfehlen. Ein Großteil der Erfolge während klinisch stationärer Aufenthalte ist ohne Zweifel hier-

auf zurückzuführen. Im Zusammenhang mit der Bettruhe können krankengymnastische und medikamentöse Maßnahmen in der Kombination mit intraartikulären Injektionen Erstaunliches leisten.
Die *operative Behandlung* einer Coxarthrose wird immer dann indiziert sein, wenn die konservative Behandlung ohne Erfolg geblieben ist oder sie wird als prophylaktische Maßnahme noch vor Auftreten wesentlicher Verschleißerscheinungen anzuwenden sein. Es gibt eine Vielzahl von operativen Möglichkeiten. Die Wahl des Operationsverfahrens ist als eine verantwortungsvolle Entscheidung anzusehen. U. E. stellt weniger die Ätiologie als der augenblickliche klinische und röntgenologische Befund die Indikation zur Operation und zur Anwendung eines bestimmten Verfahrens. Dabei spielt das biologische Alter des Patienten eine ganz wesentliche Rolle. Während ein jüngerer Mensch noch gut mit einer stabilisierenden Operation zurechtkommt, kann man eine Anpassung an die veränderten Verhältnisse beim alten Menschen nach einer Gelenkversteifung nur noch schwer erwarten. Am alten Menschen sind gelenkerhaltende Eingriffe immer vorzuziehen. Auch der Beruf und die Aktivität eines Patienten ist mit zu berücksichtigen: Als Beispiel sei ein körperlich schwer arbeitender Mensch genannt, der mit einer Arthrodese des Hüftgelenkes sicherlich besser zu Rande kommt als mit einem alloarthroplastischen Gelenkersatz, der höchsten Belastungsansprüchen nicht gerecht werden kann und weniger Stabilität für das Gelenk bedeutet. Auch ist die Gesamtstatik und das Verhalten der Nebengelenke nicht zu vernachlässigen, da die Erhaltung der kinetischen Bewegungskette von ausschlaggebender Bedeutung ist. Eine exakte Kenntnis mechanischer, funktioneller und biologischer Prinzipien des operativen Eingriffes ist als Voraussetzung für das Verständnis therapeutischer Probleme überhaupt zu betrachten. Die Kongruenz der Gelenkflächen, die Muskelkraft und die Länge der Hebelarme, die die Größen für den Belastungsdruck des Hüftgelenkes ergeben, stellen Faktoren dar, mit denen sich der operativ tätige Chirurg oder Orthopäde auseinandersetzen muß. PAUWELS hat in seinen Abhandlungen zur funktionellen Anatomie des Bewegungsapparates das biomechanische Problem der Coxarthrose in den Vordergrund gestellt. Er hat zum Ausdruck gebracht, daß die Erkrankung letzten Endes auf dem Mißverhältnis zwischen der mechanischen Beanspruchung des Hüftgelenkes einerseits und der Resistenzfähigkeit des Knorpelgewebes andererseits beruht. Er ist der Ansicht, daß die biologische Komponente dieses Mißverhältnisses „weder zuverlässig beurteilt noch durch therapeutische Maßnahmen entscheidend beeinflußt werden kann". Dahingegen könnte die mechanische Beanspruchung durch

operative Methoden verringert und der Insuffizienz des Gewebes angepaßt werden. Es wird jetzt allgemein die Ansicht vertreten, daß nur hierin die einzige Möglichkeit einer kausaltherapeutischen Maßnahme gegeben ist. Die verschiedenen intertrochanteren und hüftentspannenden Osteotomien wie Stellungs-, Umlagerungs- und Verschiebungs-Osteotomien, die in ihrer Zielsetzung der Druckentlastung zwar das gleiche beabsichtigen, divergieren jedoch stark in ihren Möglichkeiten, weil ihnen grundsätzlich verschiedene Gedankengänge zugrunde liegen.

Pauwels hat die *Varisierungs-Operation* zur Behandlung der Coxarthrose inauguriert (Abb. 1). Diese operative Maßnahme kann als eine prophylak-

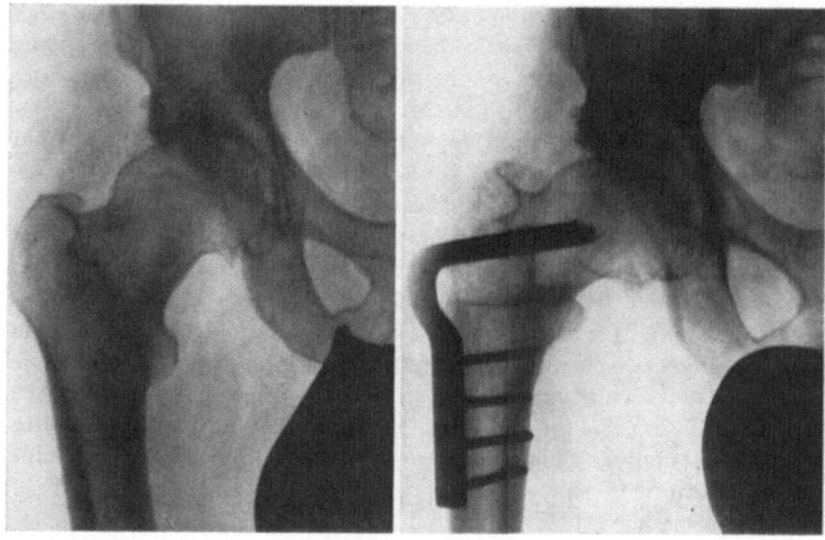

Abb. 1: 53jähriger Patient mit rechtsseitiger Coxarthrose und Verschmälerung des Gelenkspaltes. Wiederaufbau des Gelenkes mit deutlicher Verbreiterung des Gelenkspaltes und Abnahme cystischer Veränderungen.

tische Operation mit dem Ziel, den Verschleißvorgang zu bremsen, angesehen werden. Es wurden nach diesen Operationen deutliche Rekonstruktionen des Gelenkspaltes, Rückgang von degenerativen Zysten und der in der Druckaufnahmezone bestehenden Sklerose beobachtet. Dieser Eingriff stellt eine der häufigsten Operationen zur Behandlung der Coxarthrose dar. Bei richtiger Indikation wirkt die Varisierungs-Operation in 3facher Hinsicht. Bei Betrachtung einer Coxa valga stellen wir fest, daß

1. eine verminderte Kopfüberdachung,
2. ein konzentrierter Andruck des Pfannenecks und Inkongruenz der Gelenkflächen und
3. ungünstige Drehmomente bestehen.

Das bedeutet überhöhten Gelenk- und Belastungsdruck. Durch die Varisierung werden diese drei Größen günstig beeinflußt. Durch die tiefere Einstellung des Kopfes kommt es einmal zur Vergrößerung der belasteten Kopffläche überhaupt. Der Gelenkdruck sinkt damit schon erheblich ab. Zum anderen tritt eine Gelenkkongruenz ein, wodurch die Spannungsspitzen abgebaut werden. Darüber hinaus führt sie zu günstigen Drehmomenten, wobei das Drehmoment der Muskelkraft wesentlich gebessert wird. Durch diese Maßnahmen kann infolge der Varisierung der Belastungsdruck des Hüftkopfes bei günstiger Situation auf die Hälfte gesenkt werden (Abb. 2).

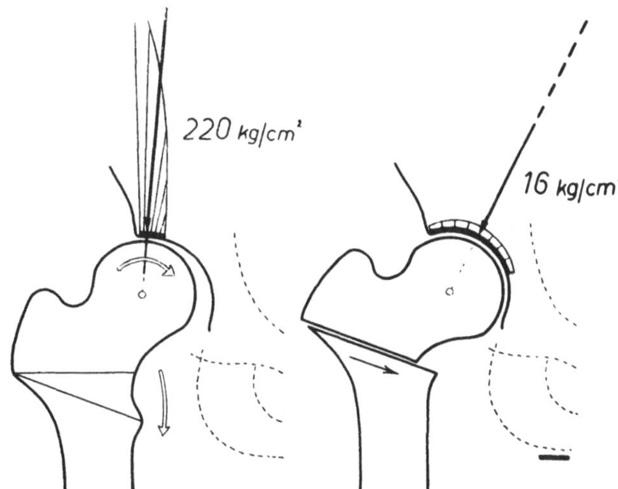

Ab. 2: Schema nach Pauwels macht die Herabsetzung der Beanspruchung des Hüftgelenkes nach Varisierung und besserer Zentrierung des Hüftkopfes deutlich.

Zeitweilig kann auch eine sogenannte *valgisierende Operation* eine Verbesserung der Gelenkbeziehungen bringen, wenn eine entsprechende Deformität besteht. Natürlich muß man hier die ungünstigeren Drehmomente mit erhöhtem Belastungsdruck des Gelenkes in Kauf nehmen und diese gegen die vergrößerte Druckaufnahmezone mit Beseitigung von Spannungsspitzen abwägen. Die Indikation zu dieser Operation wird daher immer sehr begrenzt bleiben.

Nachdem wir die Osteotomie mit der Druckplatte der AO fixieren, können wir bereits nach 7 Tagen mit langsam zunehmender Belastung beginnen. Die Kranken verlassen etwa nach 3 bis 4 Wochen mit einer Stockstütze das Krankenhaus. Die Dauer der Entlastung stellt sich aus der Beweglichkeit, Schmerzfreiheit und Verbreiterung des Gelenkspaltes, der Druckzonenverbreiterung und Zystenaufhellung im Röntgenbild.

Die Varisierungs-Operation leitet durch den Effekt der Druckverminderung über zu der großen Gruppe der *druckentlastenden Operationen.* Gewöhnlich besteht bei den Dysplasie-Arthrosen eine abnorme Steigerung der Gelenkbelastung (Abb. 2). Aus dem arthrogenen Hüftschmerz entwickelt sich die Muskelkontraktur, die nach allgemeiner Anschauung zu einem weiteren Druckanstieg führen soll. Wie vielleicht aus den bisherigen Ausführungen ersichtlich wurde, müssen wir unterscheiden zwischen dem statischen intermittierenden (a) und dem muskulären Dauerdruck (b). Unter dem statischen intermittierenden Gelenkdruck (a) verstehen wir die Belastung des Hüftkopfes, der sich durch die Drehmomente (Hebelarmlänge) von Muskelkraft und Körpergewicht ergibt. Diese Größen können z. B. durch die Varisierungs-Osteotomie günstig geändert werden (s.o.). Der muskuläre Dauerdruck (b) wird durch den Tonus der Hüftmuskulatur auf das Gelenk ausgeübt. Auch in dieses „Drucksystem" kann die Varisierungs-Operation eingreifen, denn sie führt zu einer Entspannung der Adduktoren, des Ileopsoas und der Glutealmuskulatur (Abb. 3). Voss

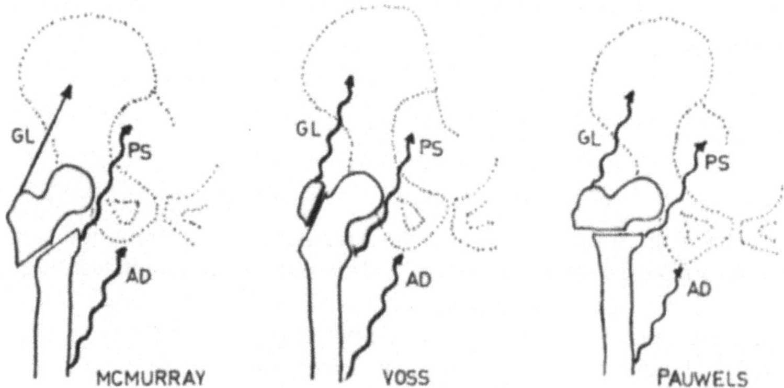

Abb. 3: Entlastung verschiedener Muskelgruppen bei den Operationen nach McMurray, Voss und Pauwels (Varisierungsoperation)

glaubte, den Circulus vitiosus dadurch unterbrechen zu können, daß er bei seinem Eingriff (Hängehüfte) die Hüftadduktoren subkutan tenotomierte, die Fascia lata einkerbte und die Glutealmuskulatur durch Abmeißelung des Trochanter major entspannte. Verschiedene Modifikationen haben den „entlastenden Hüftschnitt" zu einer großen Operation gemacht.

Die *temporäre Hängehüfte* erweist sich als ein Verfahren, dessen Probleme noch nicht endgültig geklärt sind. Nach den Untersuchungen von TÖNNIS muß man annehmen, daß bei der Coxarthrose überhaupt gar kein wesentlich erhöhter muskulärer Dauerdruck am Gelenk besteht, wie seine elektromyographischen Untersuchungen ergaben. Die muskuläre Dekompression wurde früher bereits in Zweifel gezogen, da man die Erfahrung machte, daß der Trochanter major häufig wieder an alter Stelle anheilte und trotzdem ein gutes Operationsergebnis erzielt wurde. Andere sahen den Hyperämisierungs-Effekt als das wesentliche dieser Operation an.
Die Operation nach Voss ist u. E. nur für diejenigen Patienten geeignet, bei denen im Vordergrund die muskuläre Verspannung und eine Schmerzkontraktur besteht. Kontraktur bedeutet immer Funktionsverlust. COTTA hat auf die Bedeutung der Funktion für die Ernährung des Knorpels hingewiesen. Inaktivität führt zu einer Herabsetzung der Durchblutungsgröße, verminderter Produktion der Synovialflüssigkeit und damit zu Knorpel-Ernährungsstörungen. Nach den Untersuchungen von TÖNNIS muß man annehmen, daß das wirksame Prinzip der Hängehüfte nicht die Verminderung des Muskeldruckes ist, sondern es muß in der Verbesserung der Gelenkphysiologie infolge Beseitigung der Kontrakturen gesehen werden. Es gilt also, die richtige Modifikation für die Beseitigung entsprechender Kontrakturen herauszufinden. Die Voss'sche Hängehüften-Operation gilt als kleiner Eingriff. Mit Ausweitung der Operation entfällt jedoch das Argument, es handele sich um einen risikoarmen Eingriff, der sogar im hohen Alter durchführbar sei. Man sollte die Komplikationsrate besonders bei den Modifikationen der Operation nicht unterschätzen, die sich von Thrombosen zu Thrombophlebitiden und tödlichen Embolien erstrecken.
Wir bevorzugen gegenüber der Voss'schen Operation die *Operation nach* MCMURRAY (Abb. 3, 4). Es handelt sich dabei um eine intertrochantere Unterstellungsoperation des Schaftes (Medialisierung), wobei die Schnittebene ursprünglich mit 40° zum Schaft angegeben wurde. Die Osteotomie wird mit einer Bosworth-Platte oder mit einer AO-Winkelplatte von 100° fixiert. Wir bevorzugen hier die weitmöglichste Unterstellung des Schaftes. Bereits nach 6 Wochen können die Patienten bei stabiler Osteosynthese

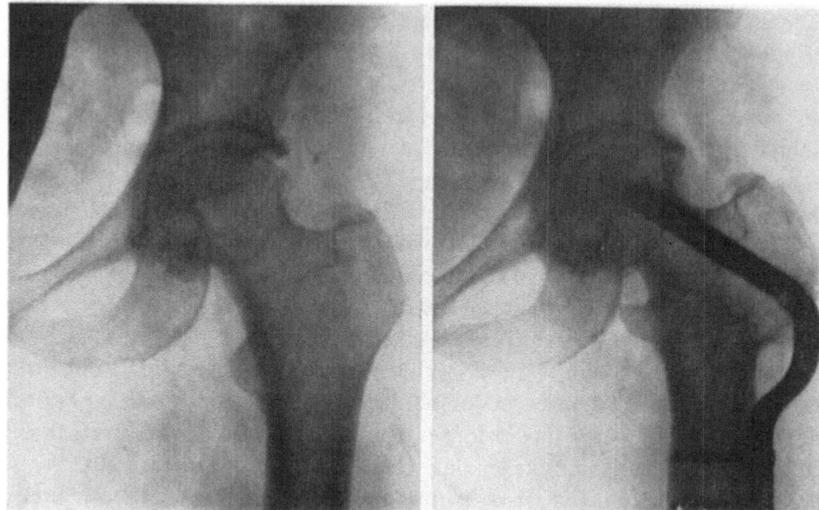

Abb. 4: 66jährige Patientin. McMurray-Operation mit geringer Varisierung. Osteotomie und Medialisierung brachte vollständige Beschwerdefreiheit.

durch das Instrumentarium der AO das Krankenhaus verlassen. Unsere Operationsergebnisse liegen wesentlich über dem Durchschnitt der Voss'schen Operationen. Besondere Bedeutung hat die Operation durch die zusätzliche Umlagerung des Kopfes, d. h. Verbesserung der Kopfeinstellung in die Pfanne durch intertrochantere Keilosteotomie, erlangt.

POSTEL hatte bei reiner Medialverschiebung des Schaftes in 80% der Fälle eine vollkommene Schmerzfreiheit, in 62% eine Verbesserung des Gangbildes gefunden. OSBORNE und FAHRNI geben in 80% der Fälle ein Sistieren des Verschleißprozesses im Röntgenbild an. Die subjektiven Angaben sind u. E. wesentlich besser als die objektiven Ergebnisse, da die Patienten den Wert des Eingriffes hauptsächlich nach der Schmerzbefreiung und Belastungsfähigkeit messen.

Das Wirkungsprinzip der McMurrayschen Operation läßt sich nur dann nach den biomechanischen Grundsätzen erklären, wenn zusätzlich eine Varisierung des Hüftgelenkes vorgenommen wird. Ursprünglich wurde die Entlastung des Hüftgelenkes durch Abstützung des Beckens am distalen Schaft angenommen. Der hohe unphysiologische Druck am neuen Abstützungspunkt macht diese Wirkungsweise unwahrscheinlich. Wir führen die sofortige Schmerzfreiheit nach der Operation auf die kapsuläre Entlastung zurück. Durch die intertrochantere Schnittfläche kommt es zu einer Eröffnung der Kapsel, wodurch der sehr oft vorhandene Reizerguß abfließen kann. Durch die Medialisierung des Schaftes kommt es zu einer Verminderung des muskulären Dauertonus durch die Entlastung des Ileopsoas und der Adduktoren, wenn man der muskulären Druckentlastung eine Bedeutung beimessen will. Die Beseitigung von Kontrakturen, besonders des Ileopsoas und der Adduktoren (Abb. 3), und damit die Befreiung des Gelenkes von einer gewissen Zwangslage, muß als Wesentliches der Operation angesehen werden, die über die Funktionsverbesserung zu gesteigerter Gelenktrophik führt. Die Veränderungen der Durchblutungsverhältnisse durch die Osteotomie spielen hinsichtlich der Reparationsvorgänge sicherlich ebenso eine wesentliche Rolle.

Wir wenden die McMurraysche Osteotomie immer dann an, wenn die Doppelseitigkeit eine Arthrodese nicht erlaubt und wenn wir uns bei einer relativ guten Beweglichkeit noch nicht zu arthro-plastischen Operationen entschließen können. Voraussetzung ist natürlich, daß eine Umlagerung des Kopfes aus gelenkformalen Gründen nicht möglich ist. Sie hat gegenüber der Hängehüft-Operation in vermehrtem Maße die Vorteile der Hyperämisierung, dem funktionellen Umbau der inneren Struktur mit Anregung reparativer Vorgänge und der Schmerzausschaltung infolge Kapselincision. Darüber hinaus kann der günstige Unterstellungseffekt auf Grund muskulärer Entspannung auch in Verbindung mit anderen intertrochanteren Osteotomien sicherlich erfolgversprechend zur Anwendung gebracht werden.

Bei hochgradigem Verschleiß ist die Arthrodese oder die *Arthroplastik* als Möglichkeit der operativen Behandlung angezeigt. Seit 1939 wurde die SMITH-PETERSEN-Kappe, seit 1940 die Mooresche Vitalliumprothese und seit 1946 die Acrylharzprothese der Gebr. JUDET verwandt. Man hatte bald erkannt, daß sich die anfänglichen und guten Frühergebnisse auf die Dauer nicht halten ließen. Heute werden die Femurschaftprothesen hauptsächlich nur dann angewendet, wenn der Gelenkknorpel noch gut erhalten ist. Da bei der Coxarthrose aber gewöhnlich beide Gelenkkörper dem Verschleißvorgang anheimfallen, findet die heute zumeist gebrauchte THOMPSON- oder MOORE-Prothese hauptsächlich Verwendung als Primärversorgung von Schenkelhalsfrakturen und Pseudoarthrosen alter Menschen.

Die *Totalprothese*, d. h. der Ersatz von Hüftkopf und Hüftpfanne, hat bereits ihren festen Platz in der Behandlung der schweren Coxarthrosen erreicht. Schmerzlinderung, Erhaltung eines funktionell nützlichen Bewegungsausmaßes und die Stabilität sind als Vorteile des totalen Ersatzes anzusehen. Die Alloarthroplastik erlangte besondere Bedeutung in ihrem heute verwertbaren Sinne, allerdings erst, nachdem McKee, Charnley, Müller, Wilson u. a. günstige Prothesen konzipiert hatten, die Verwendung von Acrylharzen und Polytetrafluoräthylen aufgegeben und die Verankerung des Gelenkersatzes mit dem Knochenzement Methylmethakrylat übernommen wurde. Aber auch mit der Einführung von H.-D.-Polyäthylen und Vitalliumprothesen konnte das bislang ungelöste Problem der Coxarthrosenbehandlung nicht zur vollständigen Zufriedenheit gelöst werden. Wir verwenden die Totalendoprothese nach M. E. Müller und Weber-Huggler. Die Prothese wird mit Knochenzement im Schaft und

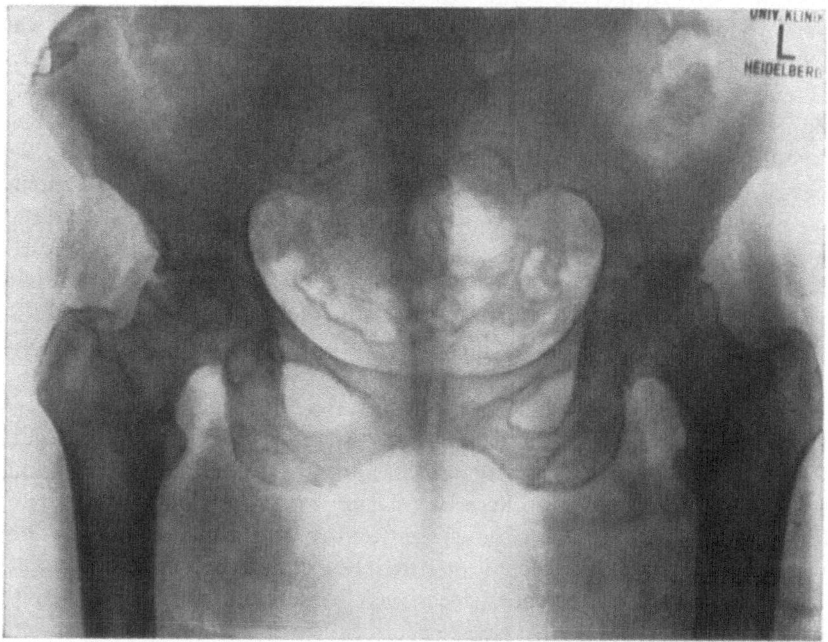

Abb. 5 a: 45jährige Frau mit doppelseitiger Coxarthrose (idiopathische Hüftkopfnekrose). Alloarthroplastischer Gelenkersatz bds. (s. Abb. 5 b).

der ausgefrästen Pfanne fest verankert (Abb. 5 b). Damit soll jede Mikrobewegung ausgeschaltet und die Lockerung der Prothese verhindert werden. Auch wenn McKee von einer $90\,^{0}/_{0}$igen Erfolgsquote spricht und Charnley der Ansicht ist, daß der totale Ersatz des Hüftgelenkes das Mittel der Wahl

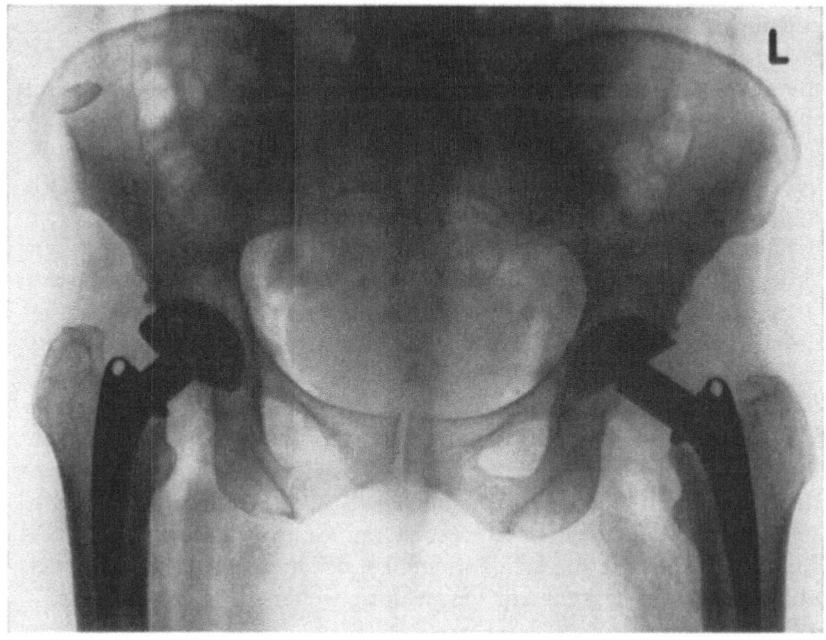

Abb. 5 b

bei der Behandlung der Coxarthrose sein wird, ist u. E. eine kritische Einstellung geboten. Die Ursache liegt in der allgemeinen Unsicherheit im Hinblick auf die Dauerergebnisse. Auch die toxischen Restmonomere bei der Verwendung des Knochenzementes (Autopolymerisate) und der Abrieb des Kunststoffes verursachen eine biologische Gewebereaktion, die eine Spätinfektion begünstigen und die Verträglichkeit der Prothese begrenzen. Wir haben durch elektronenoptische Untersuchungen nachweisen können, daß (nach totaler Kapselexcision) die durch metaplastische Differenzierungsvorgänge sich stets neu bildenden Gelenkkapseln frühzeitig degenerieren und erhebliche Beschwerden bereiten können. Diese „Acrylatkapseln" zeichnen sich durch ihre Dicke, Zell- und Gewebsnekrosen, das Auftreten von Riesenzellen und den Einbau von Monomeren in das Kollagen und in die Bindegewebszellen aus.

Wir führen deswegen die Arthroplastik vornehmlich bei hochgradiger Invalidität durch. Charnley ist der Auffassung, daß diese Operation ausschließlich den Patienten vorbehalten sein sollte, die das Hüftgelenk voraussichtlich nicht länger als 10 Jahre beanspruchen. Geeignet für den totalen Ersatz sind vor allem die schweren Coxarthrosen, besonders in Verbindung mit Spondylarthrose und Osteochondrose der Wirbelsäule und Verschleißerscheinungen benachbarter Gelenke. Da bei den alten Menschen auf Grund verminderter Anpassungsvorgänge die Erhaltung normaler Bewegungsabläufe von unabdingbarer Voraussetzung sind, hat sich hier die Alloarthroplastik besonders bewährt. Denn ein arthrodesiertes Hüftgelenk führt auf Grund einer veränderten Statik und Dynamik zur funktionellen Überbeanspruchung der benachbarten Gelenke und damit zu vermehrten Beschwerden. Denn gerade bei den vorbestehenden Aufbraucherscheinungen sind die Kompensationsmöglichkeiten sehr gering. Die übrigen arthroplastischen Maßnahmen wie *Kopfresektion* oder *Resektions-Angulations-Osteotomie* verwenden wir wegen der im Alter oft vorhandenen muskulären Instabilität, dem Auftreten von Beschwerden und dem zunehmenden Bewegungsverlust nur noch in besonders gelagerten Fällen. Nur in einigen Fällen gehen wir von den allgemeinen Richtlinien ab und verwenden unter besonderen Gesichtspunkten die Totalendoprothese auch bei jüngeren Patienten. Auch hier ist die Erhaltung der kinetischen Bewegungskette zur Vermeidung weiterer Schäden an benachbarten Gelenken vordringlich.

Die *Arthrodese* des Hüftgelenkes kann von uns keinesfalls als Bankrotterklärung der operativen Coxarthrosebehandlung angesehen werden. Sie hat, im jugendlichen und mittleren Alter einseitig durchgeführt, eine ganz wesentliche Bedeutung (WITT). Exakt ausgeführt erreichen wir eine vollständige Beschwerdefreiheit und eine gute Belastungsfähigkeit des Beines. Die Sitzfähigkeit ist jedoch etwas behindert. Bestehen bereits Aufbraucherscheinungen in den Nebengelenken, insbesondere Knie und Lendenwirbelsäule, kann bei bereits eingeschränkter Beweglichkeit die kinetische Bewegungskette in ihrem Ablauf gestört sein, so daß die ausgefallene Hüftgelenksfunktion nicht mehr ausreichend kompensiert wird. Die Möglichkeit der Kompressionsarthrodese (Abb. 6 b) und Verzicht auf Gips-Ruhigstellung macht uns geneigt, die Indikation zur Arthrodese wieder etwas breiter zu stellen. Bei doppelseitigen Prozessen ist die Kombination Arthrodese—Arthroplastik sobald irgend möglich anzustreben. Bei Kontraindikationen zur Arthrodese empfiehlt sich ein doppelseitiger totalarthroplastischer Eingriff.

Die therapeutischen Möglichkeiten am Hüftgelenk sind auf Grund der Differenziertheit des Gelenkes wesentlich größer als bei den übrigen Gelenken. Am *Kniegelenk* haben sich, sobald operative Eingriffe angezeigt

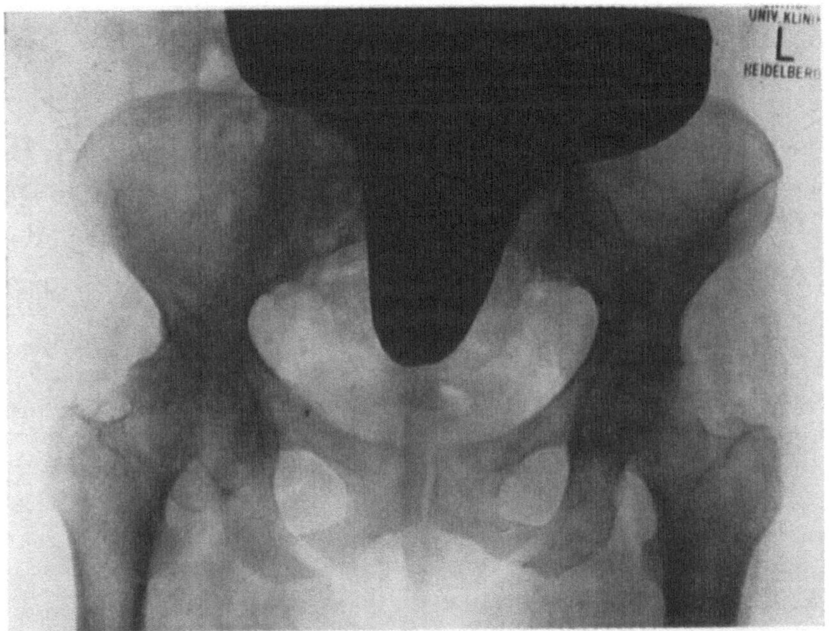

Abb. 6 a 43jährige Frau. Rechtsseitig schwere Coxarthrose. Hüftgelenksarthrodese mit Kreuzplatte (Abb. 6 b).

sind, die Umstellungsosteotomien bei statischen Fehldeformitäten, die Arthrodese und ebenfalls die Alloarthroplastik in gewissen Fällen bewährt. Die Arthrodese wird bei uns bei gegebener Indikation immer noch als die günstigste Maßnahme angesehen, die auch in funktioneller Hinsicht Wesentliches zu leisten vermag (Witt). Sie bietet auch hier ein schmerzloses stabiles Gelenk mit voller Standsicherheit und garantiert damit auf die Dauer ein zufriedenstellendes Resultat. Durch eine supracondyläre Osteotomie kann der freie Bewegungssektor bei Beugekontrakturen aus dem ungünstigen Raum in den funktionell notwendigen Aktionsradius fällig werden. Ist unbedingt die Erhaltung der kinetischen Bewegungskette indiziert, besteht die Möglichkeit, ein alloarthroplastisches Gelenk (Walldius, Young) zu verwenden (Abb. 7).

Die Arthrosen des *Fußes* sind häufig. Hier kommt für das obere Sprunggelenk und das untere Sprunggelenk die Arthrodese in Frage. Durch die Resektionsoperationen kann man Patienten mit Arthrosen des Großzehengrundgelenkes, als Hallux rigidus bekannt, weiterhelfen und dadurch

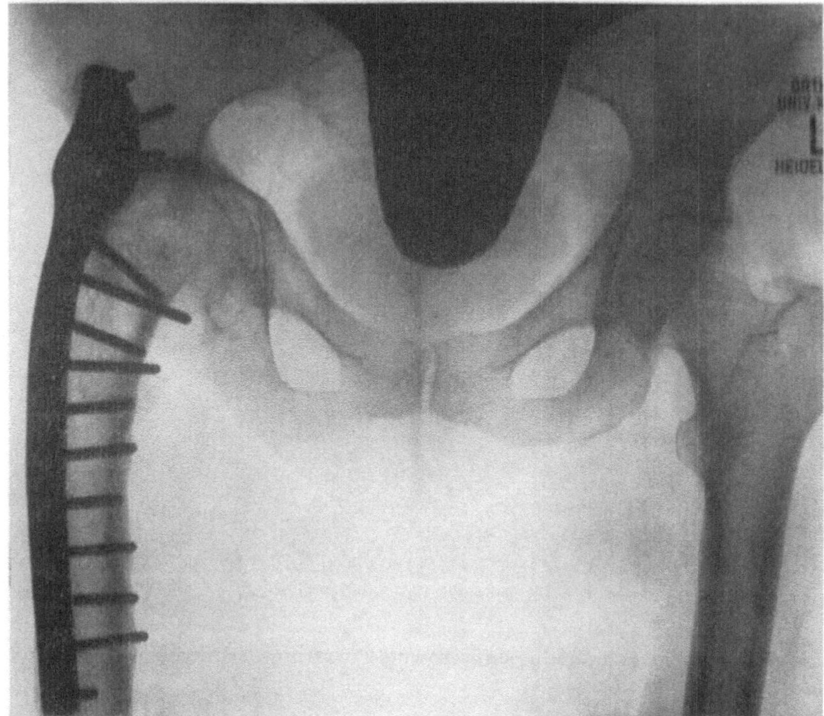

Abb. 6 b: Kreuzplattenarthrodese re. Hüftgelenk

die Funktion des Gelenkes und die Belastbarkeit des Fußes wiederherstellen. Wir verwenden die $^{2}/_{3}$-Resektion des Grundgliedes der Großzehe nach BRANDES oder in selteneren Fällen die Operation nach HUETER-MAYO, bei der das Metatarsalköpfchen I exstirpiert wird. Die Operationen werden in Form einer Arthroplastik durchgeführt, wobei bei der Brandes-Operation ein distal gestielter Kapsellappen in das neugeschaffene Gelenk eingelegt wird.

Im Bereiche der oberen Extremität sind wir seltener dazu angehalten, operativ wegen Arthrose des Gelenkes einzugreifen. Im *Acromio-clavicular-Gelenk* kommt in seltenen Fällen auch hier die Versteifung oder die Resektion des claviculären Anteiles mit Fettlappeninterposition in Frage. Beweglichkeitserhaltende Operationen am *Ellenbogengelenk* haben sich nicht so sehr bewährt. Wir greifen auch hier auf die Versteifung des Gelenkes in günstiger Gebrauchsstellung zurück. Sind wir auf ein bewegliches

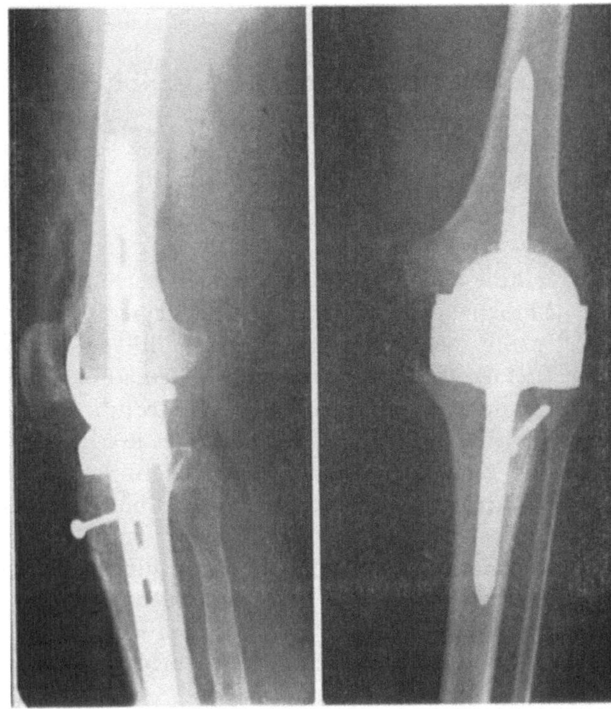

Abb. 7: 69jährige Frau mit schwerer Gonarthrose weitgehende Beschwerdefreiheit nach Einsetzen eines Waldius-Knies.

Gelenk angewiesen, so kann die Interpositionsarthroplastik oder die Alloarthroplastik erfreuliche Ergebnisse geben.
Relativ häufig sind wiederum die Arthrosen der *Hand* und hier insbesondere des Handgelenkes und des radialen Handstrahles. Hier müssen vor allen Dingen die Arthrosen des Sattelgelenkes genannt werden. Die Bolzungsarthrodese erzielt gute Ergebnisse. Die Exstirpation des Multangulum majus führt bei freier Beweglichkeit des Daumens und ausreichender Stabilität schneller zum Ziel.

Aus der Orthopädischen Klinik und Poliklinik der Universität Heidelberg
(Direktor: Prof. Dr. H. COTTA)

Zur Differentialdiagnose und Therapie entzündlicher Gelenkerkrankungen

Von K.-P. SCHULITZ

Entzündliche Gelenkerkrankungen stellen ein Krankheitsbild dar, das in der täglichen Praxis vielschichtige Probleme aufwirft. Es erweist sich als zweckmäßig, die Einteilung der entzündlichen Gelenkerkrankungen nach dem Alter der Patienten vorzunehmen. Je nach dem Erkrankungsalter sind Prognose und Krankheitsbild unterschiedlich. Die Folgezustände sind durch die Schädigung der Wachstumsfrage je nach der Differenzierung des Gelenkes ganz verschieden. Gelenkdeformitäten, Wachstumsstörungen und Verkürzungen von Gliedmaßen sind hier im jugendlichen Alter hervorzuheben.
Es sei in diesem Zusammenhang darauf hingewiesen, daß sich die hämatogenen Fernmetastasen beim Erwachsenen besonders in den Weichteilen des Gelenkes absiedeln, während bei den Kindern die Epi- und Metaphysenanteile des Gelenkes besonders bevorzugt sind. Die Erklärung liegt in der besonderen Blutversorgung des noch wachsenden Knochens und in der größeren Gefahr embolisch-metastatischer Einschleppung und Absiedlung pathogener Infektionskeime (BERNBECK).
Natürlich kann die Infektion des Gelenkes nicht nur als hämatogene Fernmetastase, sondern auch durch die direkte Fortleitung des Entzündungsvorganges aus der Nachbarschaft des Gelenkes entstehen. Man darf mit der echten Gelenkentzündung nicht den serösen sympathischen Gelenkerguß verwechseln, wie wir ihn manchmal im Verlauf eines gelenknahen Entzündungsherdes, z. B. bei Osteomyelitis, finden. Die traumatische Eröffnung des Gelenkes ist als weitere Eintrittspforte für Bakterien anzusehen.

Entzündungen im Säuglingsalter

Die Entzündungen des Säuglingsalters sind in ihrem Erscheinungsbild auf Grund der Undifferenziertheit des Gelenkes weitgehend uniform, betreffen meist die großen Gelenke wie Hüft-, Knie- und Schultergelenk und

sind auch ätiologisch betrachtet begrenzt. Im Gegensatz vielfältiger Ausdrucksformen der Gelenkerkrankungen Erwachsener beschränkt sich der kindliche Organismus bei Gelenkerkrankungen nur auf wenige Symptome. Unter der Schonhaltung einer Gliedmaße, Fixierung des befallenen Gelenkes, Fehlhaltung eines Beines oder Armes, Berührungs- und Bewegungsschmerz unter Schwellung der Weichteile können sich ganz verschiedene, nicht nur entzündliche Krankheitsbilder verstecken. Wir denken im Säuglingsalter bei derartigen Befunden an die entzündlichen Gelenkerkrankungen, geburtstraumatische Läsionen, angeborene Hüftluxationen, Lähmungen und Fehlbildungen von Gelenken und Gliedmaßen.
Es sei darauf hingewiesen, daß Rötung, Überwärmung, Leistendrüsen sowie Temperaturanstieg nicht immer nachweisbar sind, die schon prima vista einen Fingerzeig in Richtung Gelenkentzündung geben können. Auch das Röntgenbild läßt manchmal im Stich. Werden dann jedoch blutserologische diagnostische Maßnahmen zu Hilfe genommen, kann in den meisten Fällen an der Diagnose einer Gelenkerkrankung nicht mehr gezweifelt werden, wenn die differentialdiagnostische Möglichkeit eines Tumors ausgeschlossen ist.
Der erste Gedanke ist doch meist der an das Röntgenbild. Die röntgenologischen Zeichen sind jedoch anfänglich oft recht uncharakteristisch, bis

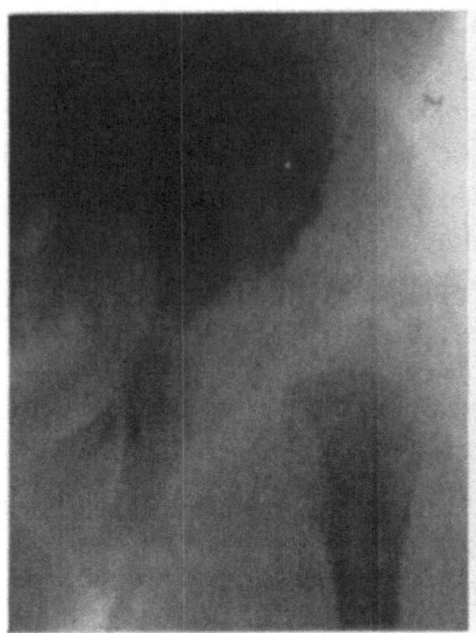

Abb. 1 a: 5 Wochen alter Säugling. Linksseitige Destruktionsluxation.

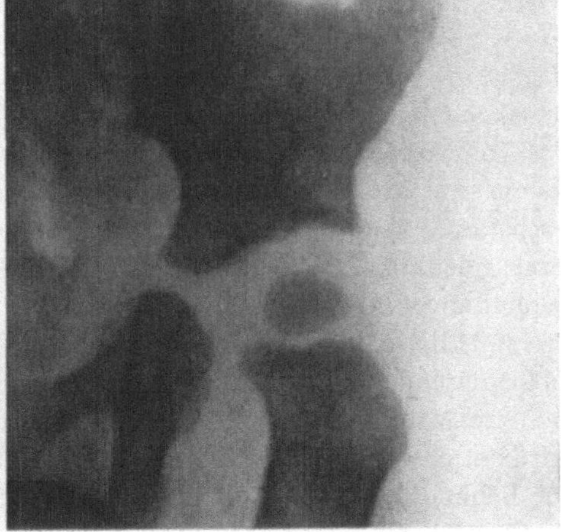

Abb. 1 b: 5 Monate alt. Ausgeheilte Coxitis desselben Kindes.

eine Verbreiterung des Gelenkspaltes und eine Verschiebung des coxalen Femurendes nach lateral auftritt. Nach 10 bis 14 Tagen kann eine Atrophie und eine periostale Doppelkontuierung auf den Prozeß aufmerksam machen. Dann folgt die Verschmälerung des Gelenkspaltes. Ist es erst zur Destruktion des Kopfes und der Pfanne gekommen, ist an der Diagnose einer Entzündung meist kein Zweifel mehr.

Als Beispiel dient eine Säuglingscoxitis, die ihrem Wesen nach eher als Säuglingsosteomyelitis des Hüftgelenkes anzusprechen ist. Sie hat ihren Primärsitz in der proximalen Femurepiphyse und Metaphyse. Von hier aus kommt es dann zum Durchbruch und zur Entzündung des Gelenkes. Exsudation bzw. Eiteransammlung im Gelenk sowie die Zerstörung von Pfanne und Hüftkopf können zur Luxation des Hüftkopfes führen (Abb. 1 a und b). Das schwerste Bild der Säuglingscoxitis stellt die Luxatio centralis dar. Die zentrale Luxation wird ermöglicht durch Absiedlung der Keime im Pfannenboden mit seiner vollständigen Auslösung. Pyodermien und Gastroenteritiden, Bronchitiden und Pneumonien sowie eine Otitis media können als Primärherd angesehen werden. Selbst die Nabelschnur bei der Abbindung kann schon den Weg für die Metastasierung weisen.

Streptokokken und Pneumokokken spielen hier die größte Rolle. Streptokokkeninfektionen können auch am Ende der ersten und am Anfang der zweiten Woche bei Scharlach auftreten. Während bei der Streptokokkeninfektion die seröse Arthritis im Vordergrund steht, handelt es sich bei der Pneumokokken- und Meningokokkeninfektion meist um eitrige Gelenkerkrankungen.

Die angeborene Syphilis soll differentialdiagnostisch kurz erwähnt werden. Das Treponema pallidum zeigt eine ganz besondere Affinität zum Skelettsystem und hier besonders zum enchondralen und periostalen Knochenwachstum. Die Osteochondritis, Otitis und die Periostitis kann auf Grund ihrer gelenknahen Lokalisation Gelenkerkrankungen vortäuschen. Die Osteochondritis stellt sich hier durch eine Verbreiterung, Verdichtung und eine unscharfe Begrenzung der Epiphysenlinie dar. Als Ausdruck eines fortschreitenden subepiphysären Knochenschwundes kommt es zu einem mehrere Millimeter breiten Aufhellungsband. Typische Hauterkrankungen können hier in der Diagnose weiterhelfen.

Die Behandlung einer Gelenkentzündung im akuten Stadium besteht in der Verabreichung von Antibiotika, in der Ruhigstellung (Gipsverbände) und bei Gelenkempyemen in der Punktion bzw. Drainage. Meist wird man beim Säugling mit entsprechend hoher Antibiotikagabe auskommen. Wenn im akuten Stadium eine Luxation eingetreten ist, so muß die Re-

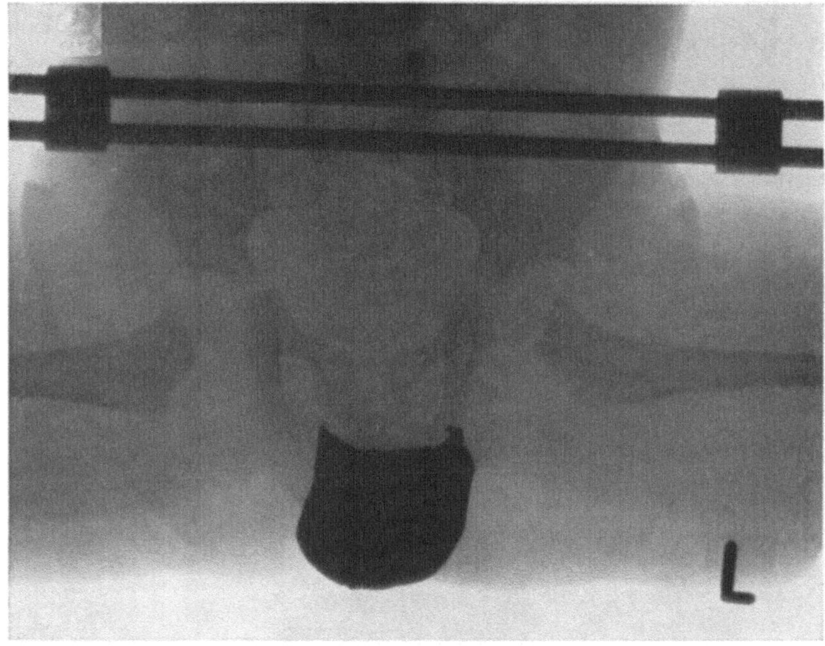

Abb. 1 c: Das Ergebnis wurde erzielt nach Ruhigstellung in Gipsverbänden und anschließender funktioneller Schienenbehandlung.

position erfolgen (Abb. 1 c). Es ist darauf zu achten, daß keine Fehlstellung des Gelenkes eintritt. Durch eine Einstellung des Stumpfes in die Pfanne kann die Entwicklung des Gelenkes günstig beeinflußt werden.

Entzündungen des Kindesalters

In diesem Alter ist die Diagnose einer entzündlichen Gelenkerkrankung schwieriger, da mehrere differentialdiagnostische Möglichkeiten in Betracht zu ziehen sind. Folgendes Beispiel sei angeführt (Abb. 2 a und b): Ein 5jähriger, wohlgenährter, kräftiger Junge hatte plötzlich bei Nacht über Schmerzen im rechten Knie geklagt. Die Kniegelenke waren unauffällig und zeigten auch röntgenologisch keinerlei Veränderungen. Eine exakte Untersuchung wies auf eine endgradige Bewegungseinschränkung des rechten Hüftgelenkes hin. Die Röntgenbilder ergaben lediglich eine

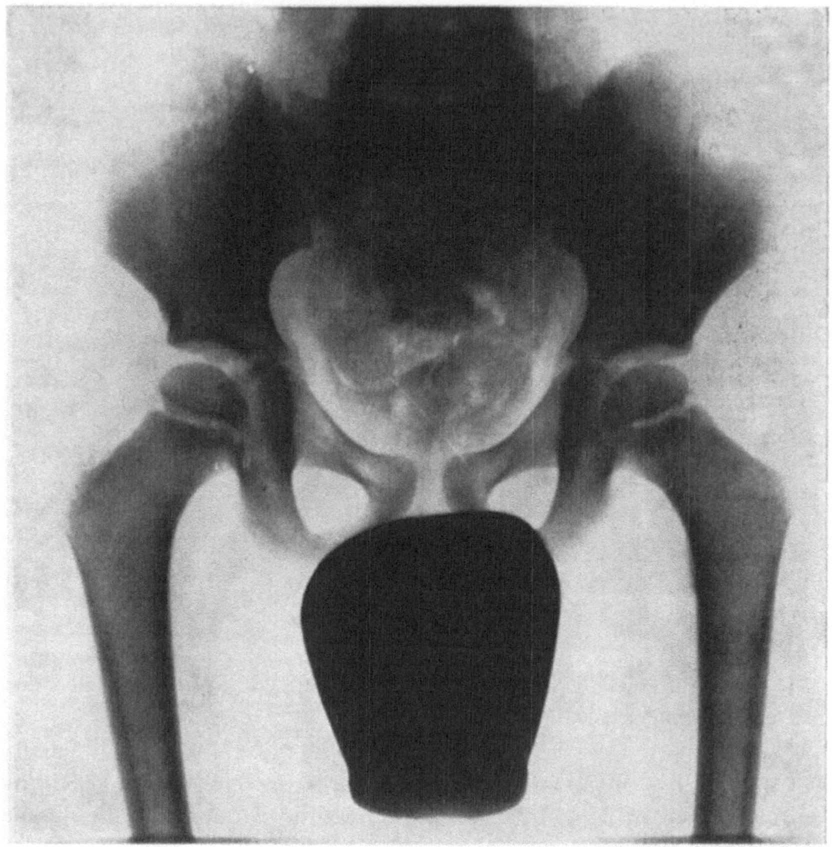

Abb. 2a: 5 Jahre alter Junge. Rechtsseitige Coxitis Verbreiterung des rechtsseitigen Hüftgelenkspaltes.

Verbreiterung des rechten Hüftgelenkspaltes. Neben einer Atrophie ist die Verbreiterung des Gelenkspaltes als das erste röntgenologische Zeichen zu werten, das eine gewisse Aussagekraft für einen Entzündungsprozeß im Gelenkbereich hat. Der Verbreiterung liegt entweder ein Gelenkerguß oder ein Knorpelödem zugrunde. Da Gelenkerguß und Knorpelödem jedoch auch bei anderen Erkrankungen vorhanden sein können, stellt die Gelenkspaltverbreiterung keinen sicheren Hinweis für Entzündungsprozesse dar. Nicht immer ist man in der glücklichen Lage, daß eine erhöhte Blutsenkung, die Veränderungen der Eiweißfraktionen in der Elektro-

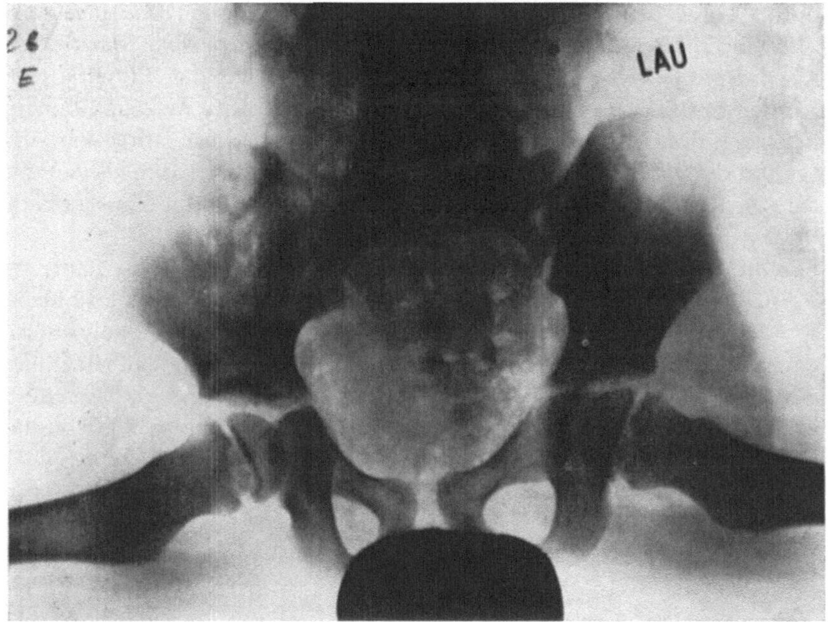

Abb. 2 b: Lauensteinaufnahme des 5 Jahre alten Jungen (s. Abb. 2 a).

phorese die entzündliche Genese schon als wahrscheinlich annehmen lassen. Hat man beim Kind den Verdacht auf eine entzündliche Gelenkerkrankung, so kommen dann folgende Formen in Betracht:

die unspezifische Gelenkentzündung,
die spezifische Gelenkentzündung und
die rheumatischen Gelenkerkrankungen.

1. *Unspezifische Gelenkentzündung*

Bei diesen Gelenkerkrankungen kennen wir akute und subakute Verläufe, die meist nach einer Otitis, Furunkulose, Tonsillitis oder gar einer Appendizitis auftreten. Betroffen sind hauptsächlich das Hüft- und Kniegelenk. Die BSG ist erheblich erhöht. Die Gelenke sind schmerzhaft in ihrer Bewegung eingeschränkt. Als Erreger der unspezifischen Gelenkentzündungen kommen vornehmlich Staphylokokken, Pneumokokken und Gonokokken als Infektionserreger in Frage. In vielen Fällen handelt es sich jedoch nicht um die Keime selber, sondern um deren Toxine und Abbauprodukte. Diese mehr monarthritischen Gelenkaffektionen, die meist mit serösem Erguß einhergeht, wird auch als *Infektarthritis* verstanden, wenn ein entsprechender Streuherd nachweisbar ist. Bei diesen Erkrankungen handelt es sich dann eher um blande Erkrankungen mit mäßiger Schmerzhaftigkeit des Gelenkes. Im Gegensatz zu den mehr stürmischen Verlaufsformen der eitrigen Gelenkerkrankungen ist hier Fieber weniger vorhanden, die BSG ist kaum oder nur leicht erhöht und das Blutbild meist unauffällig.

Um die Ursache der Erkrankungen abzuklären, werden wir die heute zur Verfügung stehenden serologischen Untersuchungsmethoden ausnützen. Wir werden versuchen, durch Antistaphylolysin- und Streptolysinteste einen näheren Einblick in die Pathogenese der Erkrankung zu bekommen und sie gegen rheumatische Erkrankungen durch sogenannte Rheumateste abzugrenzen (Abb. 3). Wissenswert ist, daß aber auch erhöhte Werte vorlie-

Untersuchungsergebnis

5.2.69

C-reaktives Protein :	(Lin. pos (1:2)
Antistreptolysinreaktion :	stark pos (mehr als 1:2560)
Antistaphylolysinreaktion :	neg (0,8 E)
Waaler - Rose - Test :	neg (1:8)
Latex - Test :	neg (-)
Streptokokken-L-Agglutination :	neg (-)
Agglutination mit sens. Menschenery. :	neg (1:8)

Serumelektrophorese :

Albumin	:	4,46 g%	=	52 %
α_1-Glob.	:	0,52 g%	=	6 %
α_2-Glob.	:	0,86 g%	=	10 %
β-Glob.	:	1,03 g%	=	12 %
γ-Glob.	:	1,73 g%	=	20 %
Ges.Prot.	:	8,60 g%!	=	100 %

Abb. 3: Untersuchungsergebnisse der sog. Rheumateste und der Serumelektrophorese betreffend Patient der Abbildung 2 a.

gen können, die durch Inhibitoren (Serumfette) bedingt sind und deswegen eine pcP nicht beweisen. Außerdem kann eine Erhöhung des Titers auf eine lang zurückliegende Infektion zurückzuführen sein, so daß der diagnostische Wert der serologischen Teste eine Einschränkung erfährt. Titerbewegungen bei Kontrolluntersuchungen, insbesondere der Abfall bei gezielter Behandlung weist am ehesten in die Richtung eines Infektgeschehens.

Notwendig ist eine sofortige Ruhigstellung der Gelenke in Gipsverbänden und eine hohe antibiotische Abschirmung. Ganz selten sind wir dazu gezwungen, ein Gelenk zu punktieren oder zu drainieren. Die Ruhigstellung soll in der Gebrauchsstellung des Gelenkes erfolgen, damit bei Kontrakturen oder sogar bei Ankylosen eine ausreichende Belastungsfähigkeit zu erwarten ist.

Bei der *Coxitis fugax* handelt es sich um eine flüchtige Hüftgelenksentzündung, die etwa über eine Dauer von 6 bis 8 Wochen Beschwerden bereiten kann. Die Ursache dieser Erkrankung ist noch nicht hinreichend geklärt und pathogenetisch kommt am ehesten eine Toxinausschüttung in Frage, ohne daß ein Streuherd nachzuweisen ist. Zusammenhänge mit rheumatischen Gelenkerkrankungen sind bislang nicht bekannt geworden. Die Behandlung erfolgt unter Ruhigstellung des Gelenkes und Gaben von Antibiotika.

2. Spezifische Erkrankungen

Die *Skelett-Tuberkulose* ist in erster Linie eine Erkrankung des Kindesalters, wenn auch die Morbidität der Skelett-Tuberkulose bei Erwachsenen in den Nachkriegsjahren angestiegen ist. Wir unterscheiden eine primärossäre und primär-synoviale Gelenktuberkulose. Die hämatogene Aussaat kann an verschiedenen Stellen des Gelenkes Metastasen setzen, die auf Grund des Ausbreitungsgebietes des Gefäßsystems Prädilektionsstellen darstellen können. An diesen Prädilektionsstellen können isolierte Herde klein- oder großzystischen Kalibers als Spongiosadefekte mit Randsklerose auftreten. Diese subchondralen Herde durchbrechen dann den Knorpel. Die primär-ossäre Form entzieht sich der Frühdiagnostik, da sie relativ spät Beschwerden macht, wenn nicht unspezifische Reizzustände der Kapsel zu entsprechenden Beschwerden führen.

Zur Diagnostik tuberkulöser Erkrankungen müssen wir die Vorgeschichte, den klinischen, den bakteriologischen Befund sowie den Tierversuch mit heranziehen. Negative Tuberkulinproben sprechen gegen eine tuberkulöse Infektion, dergleichen septische Temperaturen, eine stark erhöhte Blutsenkung und stärkere Veränderungen des Differentialblutbildes. Stark erhöhte Temperaturen und Blutsenkungen sind nur bei Mischinfektionen zu beobachten. Da die Klinik auch der anderer Gelenkentzündungen entsprechen kann, ist das Röntgenbild von ausschlaggebender Wichtigkeit (Abb. 4). Es sei jedoch berücksichtigt, daß die Latenz bis zur röntgenologischen Manifestation bis zu 2 Jahren betragen kann.

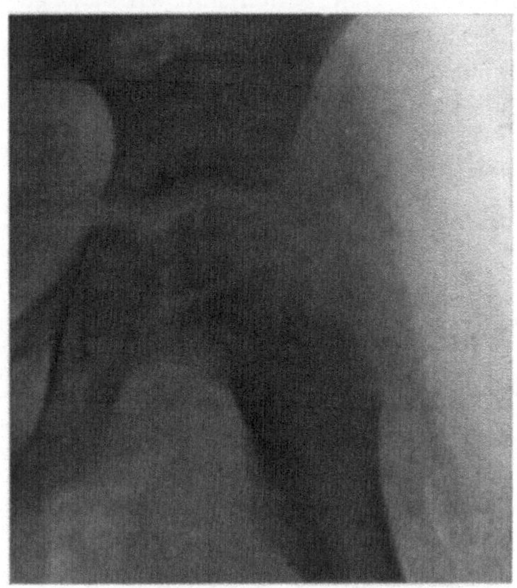

Abb. 4 a: 5jähriger Junge. Coxitis tuberculosa. Sklerosierung in der Metaphyse deutlich erkennbar. Ossäre Form der Tuberkulose.

M. Lange hat auf die Verbreiterung des lateralen Kapselschatten als Frühzeichen der *primär-synovialen* Form im Röntgenbild hingewiesen. Er hat auch die laterale Verdrängung des Kopfes bei Coxitiden beobachtet. Viel häufiger erscheint uns die Verbreiterung des röntgenologischen Gelenkspaltes zu sein, die auf einen stärkeren Erguß zurückgeführt werden muß. Es handelt sich hierbei um ein unspezifisches Syndrom, das wir auch bei anderen Gelenkentzündungen kennen. Sobald es zu einer Verschmälerung des Gelenkspaltes kommt, muß man eine Zerstörung des Knorpelgewebes annehmen. Unscharfe aufgelockerte Begrenzungen der Gelenkkonturen am Kopf und der Pfanne weisen auf das Vordringen tuberkulöser Granulationsgewebe hin. Die *primär-ossäre* Form verläuft wesentlich typischer: Da die granulierende Ostitis mit einer Resorption von Knochenbälkchen

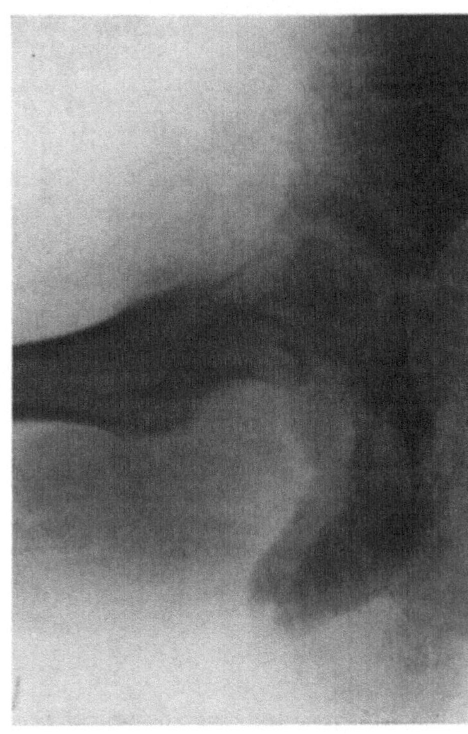

Abb. 4 b: Lauensteinaufnahme (s. Abb. 4 a).

einhergeht, zeigt sich röntgenologisch ein ossärer Defekt mit anfangs scharfen Rändern, die dann in eine schattendichte Randsklerose übergehen. Da die käsige Knochentuberkulose sich durch eine fehlende Zerstörung der Knochenstruktur auszeichnet, werden hier im Anfangsstadium pathologische Veränderungen selten sichtbar (GARDEMIN). Die umgebende Resorption von Knochenbälkchen durch das periphere Granulationsgewebe führt zu umgebenden Demarkationszonen.

Differentialdiagnostisch ist auch der Brodieabszeß mit in Erwägung zu ziehen, der seinen Lieblingssitz im Bereiche der distalen Meta- bzw. Epiphyse der Tibia hat. Es handelt sich um eine bland ablaufende Osteomyelitis, die Eiterhöhlen imponieren durch sklerosierte Randsäume.

Führt die klinische und röntgenologische Diagnostik nicht zum Ziel, ist die Probeexcision ein wichtiges Hilfsmittel.

Bei der Behandlung der Gelenktuberkulose stehen sich die konsvative und die operative Behandlung gegenüber. Da heute der Beginn der Gelenktuberkulose von der Schleimhaut her im Vordergrund steht, wird von verschiedenen Autoren die Frühsynovektomie empfohlen. Fuß-, Knie- und Ellenbogengelenk eignen sich besonders gut, da hier die Diagnose früh gestellt wird. Die Synovektomie der Hüfte beschränkt sich vorwiegend auf das Kindes- und Jugendalter. Bei Erwachsenen wird der optimale Zeitpunkt zur Operation auf Grund des spezifischen Krankheitsverlaufes meist verpaßt. Für die konservative Behandlung muß die Ruhigstellung des Gelenkes, eine gezielte Chemotherapie und die allgemeine Behandlung besonders hervorgehoben werden.

3. *Rheumatisch-allergische Erkrankungen*

Man kann die rheumatischen Erkrankungen des Kindesalters in zwei wesentliche Gruppen einteilen, und zwar

in das rheumatische Fieber und
in die rheumatoide Arthritis, d. h. die progressiv-chronische Polyarthritis.

Nach den sogenannten JONES-Kriterien, die 1965 von der American Heart Association herausgegeben wurden, stehen die Gelenkaffektionen beim *rheumatischen Fieber* an zweiter Stelle. Vor allem sind hier die Knie- und Handgelenke befallen, es kommen jedoch auch andere Gelenke wie Sprung-, Zehen- und Fingergelenke in Frage. Die Beschwerden können sehr flüchtig und nur wenige Stunden nachweisbar sein. Schwellung, Rötung und Bewegungseinschränkung der betroffenen Gelenke müssen nicht immer ausdrücklich vorhanden sein. Die Erkrankung wird immer dann leicht erkennbar sein, wenn man bei einem Häufigkeitsgipfel zwischen dem 7. und 13. Lebensjahr neben dem schlechten Allgemeinzustand eine Carditis nachweisen kann. Diese tritt bei etwa 80% der Kinder auf. Daraus ergibt sich, daß bei allen entzündlichen Erkrankungen des Kindesalters eine Allgemeinuntersuchung durchgeführt werden muß. Denn gerade auch bei Abortivformen kann eine Carditis leicht übersehen werden.
In 70 bis 80% der Fälle kann bei Patienten, die an einem rheumatischen Fieber erkrankt sind, der Nachweis einer Infektion mit betahämolysierenden A-Streptokokken geführt werden. Die Antikörper gegen das O-Streptolysin, die Streptokinase und die Hyaluronidase können serologisch erfaßt werden.
Das Bild der *primär-chronischen Polyarthritis* soll, da es hauptsächlich im Erwachsenenalter angetroffen wird, dort besprochen werden.

Bei allen entzündlichen Hüftgelenkserkrankungen muß im Kindesalter differentialdiagnostisch das Krankheitsbild der juvenilen Osteochondrose *(Perthessche Erkrankung)* in Betracht gezogen werden. Sie ist dem Wesen nach eine aseptische Nekrose und wird vorwiegend im Alter zwischen 5 und 12 Jahren mit einem Kulminationspunkt um das 8. Lebensjahr gefunden. Während alle anderen Erkrankungen kaum geschlechtsspezifisch angesehen werden können, befällt diese Erkrankung besonders Knaben. Die Diagnose wird leider häufig erst Monate nach Beginn der Erkrankung gestellt, da die Knaben häufig nur über uncharakteristische Schmerzen klagen und auch nur bei ganz exakter Betrachtung des Röntgenbildes verwertbare Kriterien nachweisbar sind. Röntgenologisch finden wir bei Beginn der Erkrankung als Ausdruck eines Knorpelödems lediglich eine Erweiterung

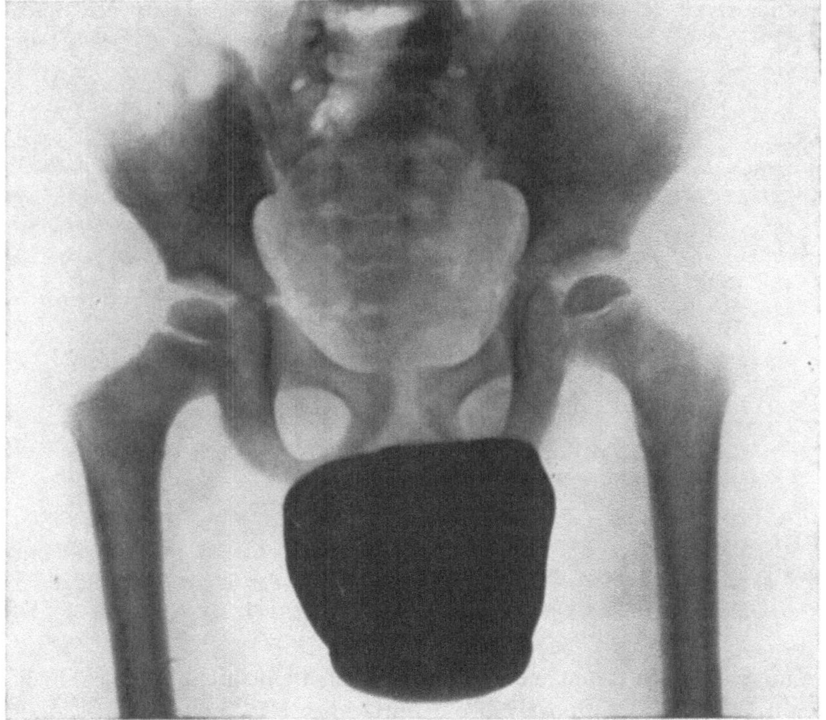

Abb. 5: 5jähriger Junge. Morbus Perthes linkes Hüftgelenk. Verdichtung des Hüftkopfes und Verbreiterung des Gelenkspaltes.

des Gelenkspaltes, die natürlich viele differentialdiagnostische Möglichkeiten offen läßt. In den folgenden Stadien kommt es zu Strukturverdichtungen (tigerfellartige Zeichnung) und Kondensation des Kopfes (Abb. 5). Der schollige Zerfall des Hüftkopfes und die reparativen Vorgänge lassen keinerlei Zweifel mehr an dem Krankheitsbild der Perthesschen Erkrankung.

Entzündliche Erkrankungen des Erwachsenenalters

Die Differentialdiagnose gelenkentzündlicher Krankheitsbilder wird im Erwachsenenalter durch das Hinzutreten der rheumatischen Gelenkentzündungen einschließlich der Arthitis urica und des Morbus Bechterews, den degenerativen Erkrankungen und Tumoren wesentlich erschwert. Auch

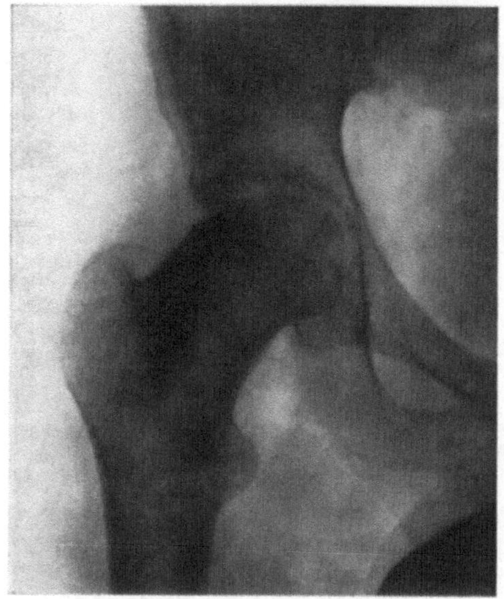

Abb. 6: 20jähriger Mann mit unspezifischer rechtsseitiger Coxitis.

die unspezifischen Gelenkentzündungen spielen eine große Rolle (Abb. 6). Wenn auch die *Skelettuberkulose* hauptsächlich als Erkrankung des Adoleszenten- und Kindesalters angesehen wird, so spielt sie doch auch im Erwachsenenalter noch eine ganz bedeutende Rolle. In sehr vielen Fällen hilft uns auch hier nur die Probeexcision zur Festigung der Diagnose wei-

ter. Wir ziehen die möglichst frühe Probeexcision der in ihrer Treffsicherheit unsicheren diagnostischen Punktion vor. Eine rechtzeitig gestellte Diagnose und die früh einsetzende Therapie kann zur weitgehenden Erhaltung der Gelenkfunktion beitragen. Der Wert der Röntgendiagnostik im Frühstadium ist besonders bei den Erwachsenen oft als zweifelhaft anzusehen. Infektionen, Tuberkulose und rheumatische Gelenkerkrankungen können im Anfang gleichartige Bilder ergeben, die für die Differentialdiagnose wenig aussagen:
Leichte Verschmälerung des Gelenkspaltes, Erosionen, verwischte Konturen und Atrophie.
Der Vollständigkeit halber seien auch andere spezifische Gelenkerkrankungen wie *Syphilis, Gonorrhoe* und die Gelenkerkrankungen nach *Bazillenruhr, Typhus, Paratyphus* und *Bang* genannt. Gerade diese Erkrankungen werden sehr häufig verkannt.
Die Diagnose einer *progressiv-chronischen Polyarthritis* (pcP) ist im Beginn der Erkrankung nicht leicht zu stellen. Der geringe Aussagewert der Röntgen- und Serumdiagnostik gerade in den Anfangsstadien und abortiven Verlaufsformen der pcP unterstreicht die Schwierigkeiten, rheumatische Erkrankungen einzuordnen oder von degenerativen Erkrankungen abzugrenzen. Die American Rheumatic Association nennt einige Kriterien, die die Diagnose der primär-chronischen Polyarthritis sichern sollen:

1. Steifigkeit am Morgen,
2. Bewegungs- und Druckschmerz an mindestens einem Gelenk,
3. Weichteilschwellung in einem oder mehreren Gelenken,
4. freies Intervall von Gelenkschmerzen nicht länger als drei Monate,
5. symmetrische Gelenkschwellungen vor allen Dingen bei Beteiligung der Fingermittel- und -Grund-Gelenke,
6. subkutane Knotenbildungen über knöchernen Vorsprüngen,
7. Röntgenologische Entzündungszeichen,
8. positive Rheumateste,
9. bis 11. pathologische Veränderungen der Synovialflüssigkeit, der Synovialmembran- und in granulomatösen Knoten der Bursen.

Für eine klassische progressiv-chronische Polyarthritis sollen mindestens 7 der diagnostischen Kriterien erfüllt sein. Man sollte immer an die chronische Polyarthritis denken, wenn die ersten Symptome an den mittleren und kleineren Gelenken der Extremitäten auftreten, die in $^3/_4$ der Fälle

schon zu Beginn bilateral symmetrisch befallen werden. Typisch sind die spindelförmigen Auftreibungen der Fingermittelgelenke und Verdickungen der Grundgelenke, besonders an Zeige- und Mittelfinger. Später greift die primär-chronische Polyarthritis auf größere Gelenke über, deren Entzündungsverlauf in vielen Fällen das klinische Bild beherrschen kann. Bisweilen kann auch die primär-chronische Polyarthritis einen mehr akuten Beginn zeigen und nicht jeder akute Großzehennachtschmerz ist als eine Gicht anzusehen.
Erhöhte Senkung, eine Anämie und eine Dysproteinämie sind als Einzelwerte diagnostisch nur relativ unspezifisch. Besondere Bedeutung hat der Nachweis des sogenannten Rheumafaktors erlangt. Der Rheumafaktor wird als eine Antwort des Organismus auf zirkulierende oder auf gewebsbeständige Imunkomplexe (D.Gross) angesehen und stellt einen heterogenen Antikörper dar. Zum Nachweis des Rheumafaktors dienen uns der Waaler-Roose- und der Latex-Test. Für die Hämagglutinationsmethoden liegt der Grenzwert bei 1 : 32 und für die Latex-Teste bei 1 : 20. Der Nachweis des Rheumafaktors kann auch unspezifisch positiv ausfallen, wie an der nebenstehenden Tabelle ersichtlich ist. Das frühzeitig mit dem entzündlichen Schub auftretende C-reaktive Protein ist keinesfalls spezifisch für die pcP, gibt aber ein gutes Spiegelbild für den Verlauf der Erkrankung.

Wichtige Hinweise ergibt das Röntgenbild. Eins der allerersten Zeichen ist die gelenknahe Entkalkung, die bereits mit oder kurz nach Beginn der entzündlichen Erscheinungen auftreten kann. Ein weiterer sich auf die Diaphysen ausbreitender Entkalkungseffekt hat meist nichts mit der primär-chronischen Polyarthritis zu tun und darf nur als Zeichen einer Inaktivität durch Nichtgebrauch des Fußes oder der Hand angesehen werden. Es folgen eine Gelenkverschmälerung, stecknadel- bis hirsekorngroße Erosionen der Gelenkflächen und Osteolysen (Abb. 7). Dadurch erscheint die Gelenkfläche usuriert. Die produktive Form mit knöchernen zackenförmigen Knochenauswuchsbildungen an den Ansätzen der Kapseln lassen sich bei weiter fortgeschrittenen Fällen der progressiv-chronischen Polyarthritis erkennen. In Spätfällen erkennen wir die Sub- und Luxationsstellungen der Grundgelenke, das Ineinandergreifen von Osteolysen, Osteoporose, Osteophytose sowie Verlötung und Verkürzung der Hand- und Fußwurzelknochenreihe.
Differentialdiagnostisch kann der Morbus Bechterew in seiner polyarthritischen Verlaufsform, der Morbus Reiter, die Psoriasisarthritis, die Heberden- und Bouchard-Arthrose in Betracht gezogen werden (Tab. 1).

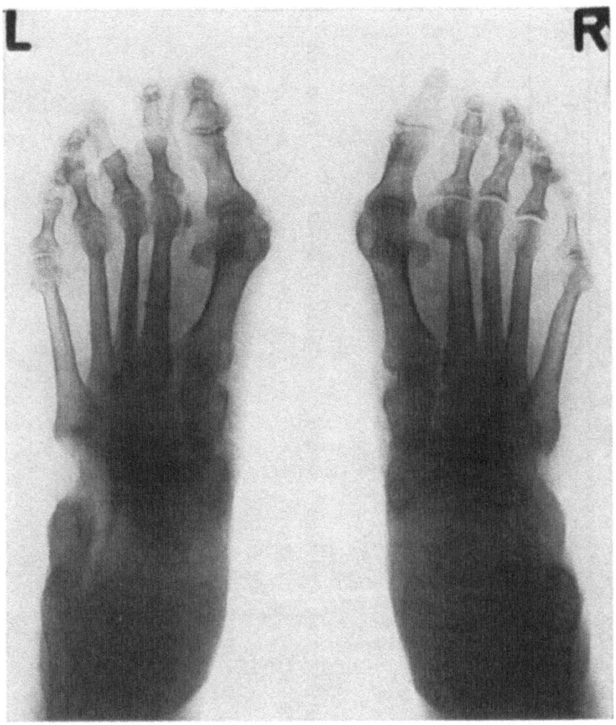

Abb. 7: 48jähriger Patient. Progressiv chronische Polyarthritis. Gelenknahe Osteoporose der Grundgelenke. Gelenkerosionen. Cystische Aufhellungen im gelenknahen Bereich.

Wenn auch die Mehrzahl der progressiv-chronischen Polyarthritiden einem typischen Verlauf folgt, so beginnt die Erkrankung doch hin und wieder auch als Monarthritis (Hüftgelenk, Knie-, Ellenbogen- und Schultergelenk). Es sei darauf hingewiesen, daß eine Probebiopsie die Diagnose in diesen Fällen nicht sichert. Vor allen Dingen ist auch die Unterscheidung der verschiedenen rheumatischen Monarthritiden untereinander selber histologisch sehr schwierig, so daß man am besten nur von sogenannten rheumatischen Monarthritiden spricht (LEQUESNE). LEQUESNE hat verschiedene Kriterien angeführt, die z. B. die Diagnose einer rheumatischen Coxitis (bei atypischem pcP-Verlauf) erleichtern kann: Er hat hier das jugendliche Alter, das plötzliche Einsetzen des Hüftschmerzes, den mehrmonatigen Schub lebhafter Schmerzen sowie ein rasches Fortschreiten der Bewegungs-

Tab. 1: Differentialdiagnostik rheumatisch entzündlicher Gelenkerkrankungen.

	M. Bechterew	pcP	Gicht, chronische Form	Psoriasisarthritis	Reiter-Syndrom
Gesamtverlauf + (gut) ++ +++ (schlecht)	++	+++	+	++	++
Schubartiger Verlauf	+	+++	+	+++	++
Asymmetrischer Gelenkbefall	—	+	—	—	(+)
Polymonoartikulärer Verlauf	polymonoartikulär	polyartikulär	eher monoartikulär	eher monoartikulär	eher monoartikulär
Rheumafaktoren	negativ	positiv	negativ	negativ	negativ
Lokalisationen an den Gelenken	Grundgelenke	Grundgelenke selten prox. interph.	Großzehgrundgelenke (80%)	End (Mittel) gel.	selten Zehen
Gelenknahe Osteoporose	+	+++	+	++	++
Erosionen	(+)	+++	+++	+	++
Sklerosierungen	+++	++	+	+	++
Osteolyse	+	++	+	+++	+
Ankylose	++	+(+)	(+)	+	+
Luxationen	+	+++	+	+++	++
Produktive Formen	(+)	+++	+	—	+
Mutilierende Formen	(+)	++	(+)	+++	+
Fußverformungen	(+)	+++	+	++	+
Nebenbefunde	Periostitiden, Ischialgien, Syndesmophyten, Iliosacralfugen, doppelseitig, männl. Geschlecht	Iliosacralfugen selten, weibl. Geschlecht	erhöhter Harnsäurespiegel, familiäre Belastung, Tophi, Tendinitiden, Bursitiden, meist männl. Geschl.	Iliosacralfugen, Psoriasis, vertebrale Arthritiden, weibl. und männl. Geschl. gleichzählig	Keratodermia blenn., subunguale Abscesse, Iliosacralgel. unibilateral (—40%) Conjunctivitis, Urethritis

einschränkung hervorgehoben. Röntgenologisch sieht er die ausgedehnte Gelenkspaltverschmälerung auf Grund einer Chondrolyse, eine subchondrale Osteolyse mit verwachsenen Konturen des Pfannendaches und Kopfes, ein Ovalwerden des Hüftkopfes und eine sekundäre Pfannenprotrusion als wesentlich an (Abb. 8). Die erhöhte Blutsenkungsgeschwin-

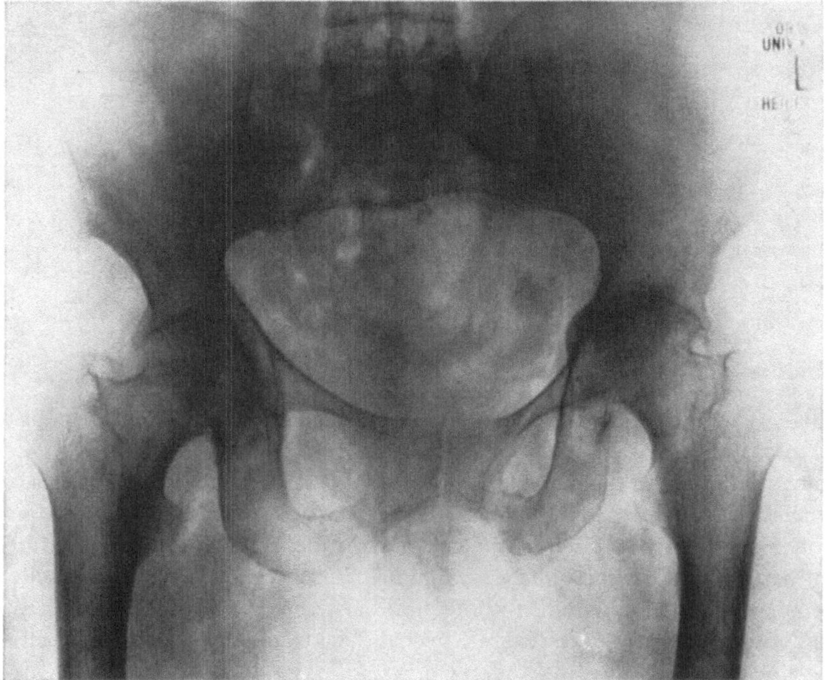

Abb. 8: Coxitis rheumatica bei progressiv chronischer Polyarthritis.

digkeit und positive Rheumateste werden die Diagnose mitbestimmen.

Differentialdiagnostisch gegenüber der rheumatischen Coxitis sind vor allen Dingen die Tuberkulose, die idiopathische Hüftkopfnekrose, die Coxarthrose und die Arthritis urica abzugrenzen.

Die *Kopfnekrose* zeigt röntgenologisch folgende Merkmale (Abb. 9): Zu Beginn eine Verdichtung des Knochens und Einsinken der oberen äußeren Kopfkontur. Im fortgeschrittenen Stadium erkennt man die aufgelockerte unregelmäßige Struktur in einem Sektor des Hüftkopfbereiches,

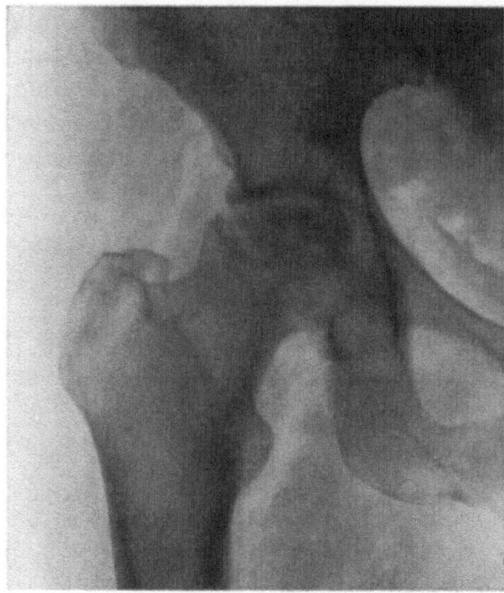

Abb. 9: 45jährige Frau mit rechtsseitiger idiopathischer Hüftkopfnekrose. Hüftkopf walzenartig zusammengesintert und im Bereich eines keilförmigen Sektors erheblich sklerosiert.

die sich sehr oft mit einer Sklerosezone gegen den gesunden Hüftkopf abgrenzt. Die Endstadien zeigen den vollständigen Einbruch mit Verlust von ganzen Kopfteilen (Lequesne). Sehr oft wird z. B. auch die chronische Gicht übersehen, die mit zunehmendem Wohlstand wieder häufiger wird. Man sollte bei unklaren Bildern nie versäumen, die Harnsäurewerte im Blut zu kontrollieren, insbesondere wenn ein Hypertonus und eine interstitielle Nephritis gefunden wird. Im Röntgenbild lassen sich arthroseähnliche Veränderungen sowie ausgestanzte Knochendefekte mit scharfer Begrenzung nachweisen, jedoch keine reaktiv entzündlichen Strukturveränderungen (D. Gross). Klinisch ist manchmal der Verlauf der chronischen Gicht nicht von der progressiv-chronischen Polyarthritis abgrenzbar. Auch gegenüber der Arthrose ergeben sich Schwierigkeiten. So wurden z. B. die jahrelangen Hüftgelenksbeschwerden einer 60jährigen Frau verkannt und die Diagnose erst anläßlich eines alloarthroplastischen Gelenkersatzes durch die histologische Untersuchung gestellt (Abb. 10).

Die Therapie der progressiv-chronischen Polyarthritis umfaßt eine allgemeine, medikamentöse und physikalische Behandlung. Bettruhe, Pflege des Patienten, die richtige Lagerung der Gliedmaßen und eine eiweißreiche Ernährung ist ebenso wichtig wie die Gaben von Salizylaten, Pyrazolone und Kortikosteroiden. In der letzten Zeit werden auch über gute

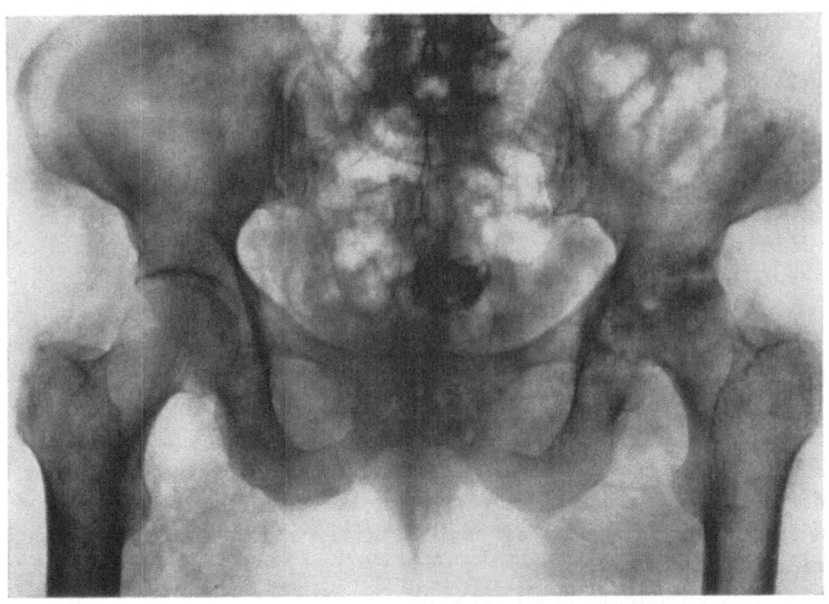

Abb. 10 a u. b: 67jährige Frau. Walzenartige Verformung des Hüftkopfes. Cystische Auflockerung. Arthritis urica linkes Hüftgelenk.
Auflockerung. Arthritis urica

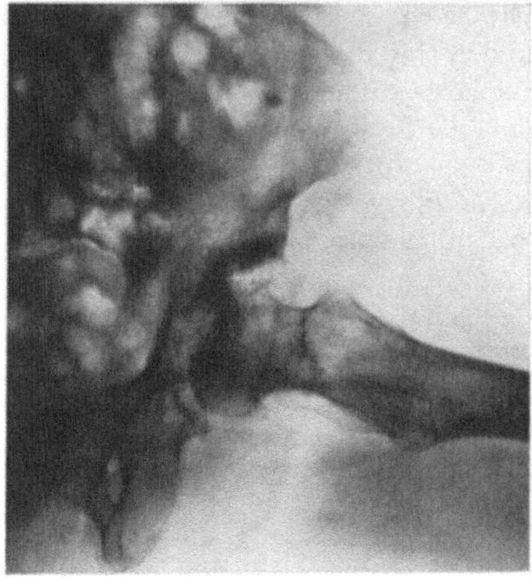

Erfolge mit Cytostatica berichtet. Die Goldtherapie als Basisbehandlung hat noch nicht an Gewicht verloren.

Die sogenannte *Heberden- und Bouchard-Arthrose,* die Arthrose der Fingerend- und Mittelgelenke, wird oft mit der progressiv-chronischen

Polyarthritis oder der Gicht verwechselt. Die Laboruntersuchungen ergeben keine pathologischen Befunde. Röntgenologisch zeigen sich Gelenkspaltverschmälerungen und Aufbrauchprozesse.

Die von Böni und Kaganas als Mischform der Spondylitis ankylopoetica und der progressiv-chronischen Polyarthritis aufgefaßte sogenannte skandinavische Form und von Wurm als *polyarthritischer Typus des Morbus Bechterew* bezeichnete Verlaufsform mit Befall von Händen und Füßen kann selbst bei ausgeprägten Verläufen differentialdiagnostische Schwierigkeiten gegenüber der pcP bereiten, falls andere typische röntgenologische Merkmale nicht vorhanden sind. Rund 50% der Fälle gehen mit polyarthritischen Symptomen einher. Röntgenologisch findet sich auf Grund der Zerstörung des Gelenkknorpels und des subchondralen Gewebes die Zeichen einer Entzündung, wobei in den Anfangsstadien ebenfalls die Osteoporose mit unscharfer Gelenkkontur und subchondralen Entkalkungsherden, später sklerotische Randzonen und Destruktionen der Grundgelenke im Vordergrund stehen. Die Sklerosierung ist ein vorherrschendes radiologisches Zeichen der Spondylitis ankylopoetica. Mit Fortschreiten kann es dann entweder zu osteolytischen Einschmelzungsherden oder zu einem Zusammenfließen der Gelenkflächen bis zur Ankylose kommen. Die Osteolyse gehört allerdings nicht zu dem typischen Bild des Bechterews, und es sind nur wenige Mitteilungen über Akroosteolysen beim Bechterew gemacht worden. Zuletzt hat Dihlmann einen Fall mit schwerer destruierender und mutilierender Polyarthritis des Fußes veröffentlicht.

Das Spektrum entzündlicher Gelenkerkrankungen ließe sich wesentlich erweitern, wobei zur Differentialdiagnose letztendlich Krankheitsbilder wie Reflexdystrophien und Tumoren mit herangezogen werden müßten. In diesem Rahmen sollen nur die wichtigsten entzündlichen Gelenkerkrankungen der täglichen Praxis angeführt werden.

Aus der Orthopädischen Klinik und Poliklinik der Universität Heidelberg
(Direktor: Prof. Dr. H. Cotta)

Aseptische Knochennekrosen im Bereich der Hüfte

Von H. Cotta und W. Puhl

Der Morbus Perthes

Die am häufigsten beobachtete isolierte asepetische Knochennekrose ist die Calvé-Legg-Perthes-Waldenströmsche Osteochondrosis deformans coxae juvenilis, die auch als Malum coxae juvenile oder im unbehandelten Endzustand als Coxa plana bezeichnet wird. Man spricht im allgemeinen vom „Perthes".

Die Erkrankung, der wir wegen der drohenden schweren und schwersten Zerstörung des betroffenen Hüftkopfes mit allen daraus folgenden Konsequenzen unsere ganze Aufmerksamkeit schenken müssen, tritt vorwiegend zwischen dem *5. und 12. Lebensjahr* mit einer Häufung zwischen dem 8. und 12. Lebensjahr auf und befällt im Gegensatz zur sogenannten angeborenen Hüftluxation *vermehrt Knaben*, und zwar im Verhältnis Knaben : Mädchen wie 3 : 1. Beide Hüftgelenke sind prozentual gleich betroffen, wobei in der Literatur doppelseitiger Befall in 10% (Severin) bis 58% (Schneider) angegeben wird. Das früher erkrankte Hüftgelenk zeigt im allgemeinen einen schnelleren Krankheitsablauf und bessere Ausheilungsergebnisse am Hüftkopf.

Wird ein gleichzeitiger Befall der Hüftköpfe beobachtet, so spricht dies gegen einen echten Morbus Perthes und für eine Systemerkrankung. Es ist dann an enchondrale Dysostose, Chondrodystrophie und Myxödem zu denken.

Wenn auch Nagura und Goff den Reifungsrückstand der Perthes-Patienten betonen, so können doch im allgemeinen, im Gegensatz zur Epiphyseolysis capitis femoris, besondere Konstitutionstypen unter den Patienten nicht festgestellt werden.

Hinsichtlich der Prognose der *bis zur Ausheilung etwa 2,5 bis 7 Jahre dauernden Erkrankung* muß eine Früh- von einer Späterkrankung unterschieden werden. Von Früherkrankung kann bis zum 7. bis 8. Lebensjahr gesprochen werden. Diese Fälle zeigen einen schnelleren Krankheitsablauf und bessere Ausheilungsergebnisse. Erklärend muß auf das für die Belastung günstigere Verhältnis zwischen kleinem Knochenkern und großem überdecktem Knorpelmantel, auf die bessere Revaskularisation und damit bessere Regeneration des kleineren Knochenkernes und auf die geringere statische und muskuläre Beanspruchung beim jüngeren Kinde hingewiesen werden. Wenn leider auch hier die Ausheilung ohne Kopfdeformierung selten ist, so ist die Prognose doch deutlich besser als bei den Späterkrankungen. Ohne Frage ist ein hoher Prozentsatz der heute von uns behandelten schweren Coxarthrosen die Folge einer in der frühen Jugend durchgemachten aseptischen Nekrose des Hüftkopfes.

Wie kommt es zu dieser Erkrankung?

Im Zentrum pathogenetischer Überlegungen steht heute die *Gefäßtheorie.* Es scheint sicher zu sein, daß der Knochenkern von zwei Gefäßen, nämlich dem oberen und unteren Collumgefäß, versorgt wird. Die Gefäßversorgung über das Ligamentum teres ist nach den Untersuchungen von TRUETA bis zum 4. Lebensjahr ohne Bedeutung. Das Band führt erst ab dem 8. Lebensjahr Blutgefäße. Eine Vereinigung dieser drei Versorgungswege kommt erst zur Zeit der Pubertät zustande, so daß also erst zu diesem Zeitpunkt bei Ausfall eines Gefäßes das entsprechende Gebiet durch ein anderes Gefäß mitversorgt werden kann. Zu einem früheren Zeitpunkt müssen sich alle Störungen in der Blutversorgung unter dem Bild einer ischämischen aseptischen Nekrose zeigen.

HIPP konnte im Frühstadium der Erkrankung Verschlüsse der lateralen Gefäße nachweisen, ohne sie jedoch ätiologisch abklären zu können. Es ist interessant, daß CHIARI und FRANK beim Perthes eine Herabsetzung der Prothrombinzeit feststellten.

Zur Frage des Zusammenhanges zwischen Perthes und *Entzündung* führt NAGURA aus, daß es eine echte Perthes'sche Erkrankung und eine Coxitis infektiosa, die der Perthes'schen Erkrankung ähnele, gäbe.

Oft werden *Traumata* in der Pathogenese angeschuldigt. Selbstverständlich kommen Hüftkopfnekrosen bei Jugendlichen nach traumatischen Hüftluxationen (QUIST, LINDEMANN) oder Schenkelhalsfrakturen vor. Der hier beobachtete lange Zeitraum bis zum Auftreten der Kopfnekrose erlaubt jedoch eine Abtrennung vom echten Perthes, der im übrigen typische Ab- und Aufbauvorgänge am Kopf zeigt, die bei der Kopfnekrose nach Trauma nicht gefunden werden.

Überlastungsschäden werden bei der juvenilen Osteochondrose des Hüftgelenkes diskutiert. W. MÜLLER z. B. vertritt die Ansicht, daß es sich um Ermüdungs- und Abnutzungserscheinungen handele.

Das oft beobachtete familiäre Vorkommen spricht für eine *anlagemäßige Minderwertigkeit des Knorpels und Knochens.* Einmalige oder Dauertraumen können eventuell zum Knorpelödem führen, das seinerseits über den vermehrten Druck im Hüftgelenk zur Beeinträchtigung der Gefäßweite und daraus folgend zur ischämischen Nekrose im betroffenen Bereich führen kann (IDELBERGER, BERNBECK).

Wie weit *hormonellen Faktoren,* insbesondere der Unterfunktion der Schilddrüse (SUNDT, GILL) aminonitrilhaltiger *Nahrung* (PONSETI, 1956), Vitamin-A-Mangel (SCHNEIDER), Rachitis oder *rheumatischen Affektionen* eine Bedeutung zukommt, ist nicht entschieden.

Wie es eingangs schon erwähnt wurde, führt die Erkrankung unbehandelt sicher und behandelt in einem gewissen Prozentsatz zu unterschiedlich stark ausgeprägten Kopfdeformierungen, die als präarthrotische Deformität (HACKENBROCH) schon in frühen Jahren eine Coxarthrose nach sich ziehen.

Aus dieser Erkenntnis ergibt sich gerade für den in der Praxis tätigen Arzt die *Forderung zur Frühdiagnose,* denn nur durch sie kann es bei dann zeitig einsetzender Therapie zur Verhütung der schweren Folgezustände kommen.

Erfahrungsgemäß und begreiflicherweise fällt nun aber die Frühdiagnose im allgemeinen außerordentlich schwer. Da röntgenologische Befunde zeitlich erheblich dem pathologisch-anatomischen Krankheitsablauf nachfolgen, kann die Frühdiagnose nie eine röntgenologische, sondern sie muß immer eine klinische sein. Frühestes Symptom, das sorgfältig beobachtende Eltern veranlassen kann, mit ihrem Kind den Arzt aufzusuchen, ist das *schnelle Ermüden eines Beines.* Bei weiterer Belastung wird das Bein etwas nachgezogen und der Patient gibt *geringe Schmerzen* an, die in der Ruhe wieder verschwinden. Die *häufige Schmerzprojektion in das Kniegelenk* veranlaßt nicht selten den erstbehandelnden Arzt zu röntgenologischen Untersuchungen dieser Region, später auch oft des Fußes. Da krankhafte Befunde hier nicht zu erheben sind, andererseits die Beschwerden konstant geäußert werden, kommt es häufig zur Verordnung von Einlagen und, um den Eltern eine Diagnose zu nennen, zu der Verlegenheitsdiagnose „Wachstumsschmerz". Diese Diagnose besiegelt dann im allgemeinen das Schicksal des betroffenen Hüftgelenkes, indem nun die Erkrankung erst beim Vorliegen schwerer Veränderungen erkannt wird.

Aus diesem Grund muß mit Nachdruck darauf hingewiesen werden, daß beim Vorliegen von Kniebeschwerden immer an eine Hüftgelenkerkrankung gedacht werden muß. Eine subtile klinische Untersuchung und erforderlichenfalls eine Röntgenaufnahme wird dann den Verdacht auf eine Hüftgelenkerkrankung bestätigen oder ausschließen.

Beim Perthes kann schon sehr früh eine *Abspreizbehinderung* der erkrankten Seite festgestellt werden, wobei die weitere Hüftbeweglichkeit ungestört ist. Dieser Befund ist wichtig, denn er erlaubt bereits eine Verdachtsdiagnose. Die Abduktionsbehinderung entsteht durch vermehrte Tonisierung der Adduktoren. Es sei in diesem Zusammenhang darauf hingewiesen, daß bei einer Coxitis eine mehr konzentrische Bewegungseinschränkung im Hüftgelenk vorliegt und bei der Epiphyseolysis capitis femoris eine eingeschränkte Innenrotation bei dem im allgemeinen in Außenrotation liegenden Bein nachgewiesen werden kann. Aus differentialdiagnostischen Überlegungen sollte stets eine Kontrolle der BKS und des Blutbildes durchgeführt werden. Beim Morbus Perthes werden diese Untersuchungen und weitere, wie Bestimmung der Phosphatasen oder des Calcium- und Phosphorspiegels, keine wesentlichen krankhaften Befunde zeigen. Beim Vorliegen einer Coxitis jedoch, wobei an eine tuberculosa, infektiosa oder rheumatische Prozesse zu denken ist, wird eine Beschleunigung der BKS, eine Leukozytose und eventuell eine Linksverschiebung im Differentialblutbild zu beobachten sein. Bei der Coxitis infectiosa liegt meist noch hohes Fieber vor. Werden solche pathologischen Befunde erhoben, so muß selbstverständlich die weitere serologische Abklärung folgen.

Röntgenologisch ist bei Coxitiden beim Vorliegen eines Ergusses eine Erweiterung, im weiteren Krankheitsverlauf dann eine Verschmälerung des Gelenkspaltes zu erwarten, was im Gegensatz zu dem noch zu besprechenden röntgenologischen Frühbefund beim Perthes steht.

Die **weitere klinische Entwicklung** der juvenilen Osteochondrose des Hüftkopfes ist durch *anhaltende Schmerzen*, die zu *Schonhinken* führen, gekennzeichnet. Die Schonung des Beines wiederum führt zur *Atrophie der Gesäß- und Oberschenkelmuskulatur*. Ist die Erkrankung erst einmal so weit fortgeschritten, dann zeigt die klinische Untersuchung ein positives Trendelenburg'sches Zeichen, Umfangminderung des krankseitigen Oberschenkels und eine *scheinbare Beinverkürzung*, die durch die entstandene Adduktionskontraktur bedingt sein kann. Ist der Hüftkopf zu einem späteren Zeitpunkt abgeplattet — Coxa plana —, so ist eine *reelle Beinverkürzung* nachweisbar.

Im Hinblick auf die **röntgenologische Diagnostik** hat es sich als zweckmäßig erwiesen, den Krankheitsablauf in Stadien zu unterteilen. Die Einteilung hat außerdem einen hohen Wert bei therapeutischen Überlegungen.

Da die Kinder im allgemeinen erst nach einem Krankheitsverlauf von Wochen oder Monaten zur Untersuchung kommen, sind meist schon röntgenologische Befunde zu erheben.

Im **1. Stadium,** dem des *Knorpeloedems,* kann zunächst ein vermehrter Abstand zwischen medialer Begrenzung des Epiphysenspaltes und lateralem Rand der Köhler'schen Tränenfigur nachgewiesen werden. Dieser Befund wird von der Mehrzahl der Autoren durch Weichteilschwellungen

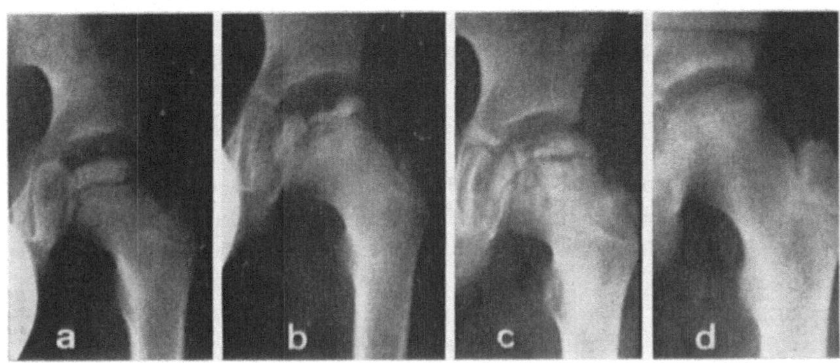

Abb. 1: Keller, H. Nr. 0/53795. Diagnose: Morbus Perthes.

Abb. 1 a: Wegen seit Wochen bestehendem Hinken und zwischenzeitlichen Schmerzen in Oberschenkel und Kniegelenk erfolgt die röntgenologische Untersuchung bei dem 4 1/2jährigen Knaben im September 1964.
Diagnose: Morbus Perthes, II. Stadium. Der Kopfkern ist vermehrt sklerosiert und der Gelenkspalt verbreitert.

Abb. 1 b: Röntgenbild vom Mai 1966: Trotz konsequenter Ruhigstellung und Entlastung ist die Erkrankung fortgeschritten. Röntgenologisch liegt der typische Befund des III. Stadiums mit Fragmentation des Hüftkopfkernes vor. Der Schenkelhals ist verplumpt.

Abb. 1 c: Röntgenbild vom Oktober 1966. Bereits 5 Wochen später IV. Stadium der Erkrankung. Erstaunlich gute Regeneration des Hüftkopfes unter weiterer Entlastung.

Abb. 1 d: Röntgenbild vom Oktober 1969. Nach 5jährigem Krankheitsverlauf ist es zur Ausheilung der Erkrankung ohne wesentliche Deformierungen gekommen.

im Bereich der Fossa acetabuli erklärt. Später kommt es zur allgemeinen Gelenkspaltverbreiterung im Röntgenbild, da der Gelenkknorpel im Gegensatz zum knöchernen Kopfkern weiter wächst. Basale Ossifikationen finden zu diesem Zeitpunkt nicht mehr statt. Bernbeck nimmt ein degeneratives Knorpeloedem und einen Gelenkerguß an. Jonsäter jedoch konnte bei Punktionen stets nur geringe Ergußmengen nachweisen und betont, daß eine nachfolgende Röntgenkontrolle unverändert die Gelenkspalterweiterung zeigte.

Das **2. Stadium** ist durch eine *vermehrte Sklerosierung des Kopfkernes* gekennzeichnet. Diese Erscheinungen werden durch eine zum Teil schon im 1. Stadium beginnende konstante diffuse Atrophie des gesamten coxalen Femurendes und der Pfanne besonders deutlich. Waldenström nannte als Frühsymptom einen an der oberen Halsbegrenzung liegenden Herd, dreieckig mit medialer Basis und Köhler eine konstante Verbreiterung der vorderen Pfannenbegrenzung, die sogenannte Tränenfigur. Histologisch konnten in der Epiphyse reine Nekrosen mit Hypermineralisation und im Kopfkern gebrochene Knochenbälkchen und Trümmermehl festgestellt werden. Die Pyknose des Knochenkernes resultiert aus der statischen und muskulären Beanspruchung des Femurkopfes und aus dem durch das Weiterwachsen des Knorpels bedingten zunehmenden Druck im Hüftgelenk.

Jonsäter konnte arthrographisch beweisen, daß in diesem und im nächsten Stadium der Gelenkknorpel in seiner äußeren Form unverändert vorliegt.

Das **3. Stadium** ist röntgenologisch durch *scholligen Zerfall* gekennzeichnet, es ist das der *Fragmentation.* Der Kopf ist leicht abgeflacht und es treten im Kopfkern Aufhellungen auf, die bis zur Dreiteilung führen. Nimmt die Kopfdeformierung, die mit einer lateralen Ausweitung verbunden ist, zu, so tritt der Kopf höher und die Shenton'sche Linie ist unterbrochen. Der Schenkelhals wird kürzer und plumper.

Vergleichende röntgenologische und histologische Untersuchungen (Jonsäter) konnten zeigen, daß es sich bei den Aufhellungen durchaus nicht nur um nekrotisches Gewebe, sondern auch um eben gebildeten und noch nicht verkalkten Knochen handelt. So leitet dieses Stadium, dessen Dauer von Gill auf 1,5 Jahre geschätzt wird, zum **4. Stadium,** dem der *Regeneration,* über, indem die begonnenen reparativen Vorgänge ihren Abschluß finden. Voraussetzung für reparative Vorgänge ist die Revaskularisierung der betroffenen Bezirke. Sie kann, was physiologisch ist, über das laterale

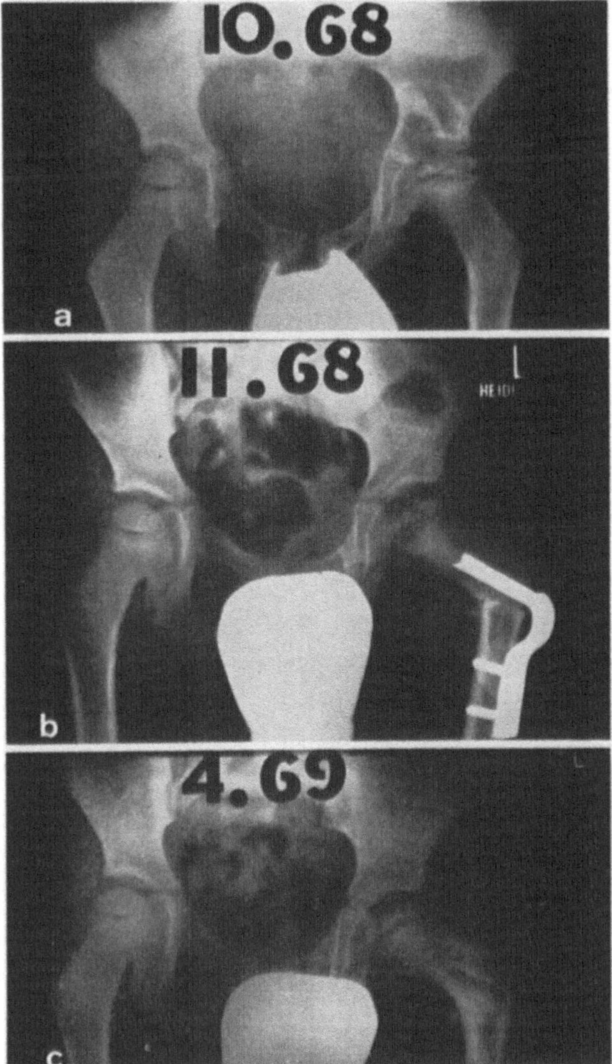

Abb. 2: Eggenberger, Th. Nr. 0/79502. Diagnose: Morbus Perthes.

Abb. 2 a: Im Oktober 1968 typischer röntgenologischer Befund eines Morbus Perthes im Stadium der Fragmentation links bei Coxa valga beiderseits.

Abb. 2 b: 4 Wochen nach Varisierungsosteotomie deutlich bessere Struktur des linken Hüftkopfes.

Abb. 2 c: 6 Monate nach Varisierungsosteotomie. Fast völlige Normalisierung der knöchernen Feinstruktur des linken Hüftkopfes. Zu einer Deformierung ist es nicht gekommen.

Perichondrium, aber auch aus dem metaphysären Bereich heraus durch die Epiphyse erfolgen. Diese ist geschädigt und für Gefäßbindegewebe erhöht durchwachsungsfähig. Als Folge einer solchen Revaskularisierung kommt es im betroffenen Bezirk zur Spontanepiphyseodese. Da die lateralen Bezirke am stärksten betroffen sind, die medialen Epiphysenanteile dagegen ungehindert wachsen, resultiert eine konvexe Verformung der Epiphyse.

Aus dem Gesagten wird deutlich, daß die rechtzeitige Diagnose, d. h. die im 1. oder 2. Stadium, von entscheidender Bedeutung ist. Setzt eine gezielte Therapie zu diesem Zeitpunkt ein, so können schwerste Kopfdeformierungen mit Sicherheit verhindert werden; beginnt die Therapie jedoch erst dann, wenn der Kopf deformiert ist, und reparative Vorgänge bereits eingesetzt haben, so endet die Erkrankung mit einer unterschiedlich ausgeprägten pilzförmigen Deformierung des Femurkopfes. Es liegt dann eine präarthrotische Deformität vor (HACKENBROCH), die zur frühen Coxarthrose führen kann.

Wesentliches Ziel sowohl der konservativen als auch der operativen **Perthesbehandlung** ist die Ausschaltung der auf den leicht deformierbaren Hüftkopf einwirkenden statischen und muskulären Kräfte und die Anregung der Durchblutung.

Die konservative Therapie besteht zunächst in der *konsequenten Entlastung und Ruhigstellung des betroffenen Hüftgelenkes.* Dies kann durch Extension oder Gipsverband erreicht werden. Der weitere Therapieablauf ist vom Ergebnis röntgenologischer Kontrollen abhängig, kann also nicht schematisch dargestellt werden. Wenn es zu einem ausreichenden Kopfaufbau gekommen ist, so verordnen wir eine Thomasschiene, um so noch eine weitere Entlastung zu erreichen. Es ist selbstverständlich, daß der gesundseitige Schuh einen entsprechenden Höhenausgleich erhalten muß.
Liegt beim Morbus Perthes eine Coxa valga und eventuell auch eine vermehrte Antetorsion des Hüftkopfes vor, so empfiehlt es sich, eine *varisierende und eventuell derotierende intertrochantere Korrektuosteotomie* durchzuführen. Wir tuen dies in der Vorstellung, eine Fehlbelastung des Hüftgelenkes auszugleichen. Die Ergebnisse sind gut und zum Teil ausgezeichnet. Neben der besseren Zentrierung des Hüftkopfes in die Gelenkpfanne spielt sicher die der Osteotomie folgende reaktive Hyperämie eine wesentliche Rolle. Im übrigen erreicht diese Korrekturosteotomie eine Entspannung des Musculus ileopsoas sowie der abduktorischen und adduktorischen Hüftmuskulatur.

Epiphyseolysis capitis femoris

Bei der Epiphyseolysis capitis femoris, die auch als *Coxa vara adolescentium, Coxa vara epiphysarea* oder *jugendliches Hüftkopfgleiten* bezeichnet wird, kommt es nach Auflockerung der proximalen Femurepiphyse zum Abkippen des Femurkopfes, in der überwiegenden Mehrzahl nach dorsalcaudal und später zum Abgleiten. Bei exakter Betrachtung muß man allerdings vom Abgleiten des coxalen Femurendes sprechen, denn der Kopf bleibt in der Hüftpfanne liegen, während das coxale Femurende eine Dislokation erfährt.

Da auch diese Erkrankung unbehandelt zu schwersten Deformierungen eines oder beider Hüftgelenke führt, ist auch hier wie beim Morbus Perthes die **Frühestdiagnose** von absolut entscheidender Bedeutung. Nach Francillon sind $^1/_3$ aller Coxarthrosen auf eine in der Jugend durchgemachte Hüftkopflösung zu beziehen.

Die Erkrankung tritt *während des präpubertären Wachstumsschubes,* also bei Knaben zwischen dem 13. bis 15. und bei Mädchen zwischen dem 11. bis 13. Lebensjahr auf, wobei, wie beim Perthes, *Jungen im Verhältnis 3:2 häufiger als Mädchen* betroffen sind. In seltenen Fällen kann das Leiden später auftreten; es handelt sich dann immer um eine hormonelle Störung, die mit einem verspäteten Epiphysenschluß verbunden ist.

Nach Jerre schließt sich die Epiphysenfuge, von der Mitte her beginnend, bei Mädchen zwischen dem 14. bis 17. Lebensjahr, bei Knaben zwischen dem 17. bis 20. Bei unilateralem Befall ist die linke Seite bevorzugt betroffen. Bei bilateralem Befall, der in der Literatur in 20,1 bis 41% der Fälle geschildert wird, erkrankt die zweite Seite nach einem Intervall von 6 bis 24 Monaten.

Es ist auffallend, daß die Hüftkopflösung in einem sehr hohen Prozentsatz, nämlich in etwa 75%, bei *bestimmten Konstitutionstypen* gefunden wird. Es handelt sich um Jugendliche mit den Symptomen eines *Adiposogigantismus* (Typ Czerny-Opitz) oder denen einer *Dystrophia adiposogenitalis* (Typ Fröhlich).

Nach dem zeitlichen Ablauf der Erkrankung lassen sich zwei Typen unterscheiden. Es ist dies die **Epiphyseolysis capitis femoris lenta** einerseits und die **Epiphyseolysis capitis femoris acuta** andererseits.

Die Beobachtung auffallender Konstitutionstypen führte, gestützt auf zahlreiche Untersuchungen, zur Annahme *hormoneller Faktoren* bei der Entstehung des Krankheitsbildes. Es soll danach präpubertär durch die geringen Sexualhormonmengen zur Ausschüttung von Wachstumshormon durch die Hypophyse kommen. Dieses Hormon wiederum hat seinen Angriffspunkt an den großen Knorpelzellen und bewirkt eine schnelle Verbreiterung der Epiphysenlinie, die in dieser Situation gegenüber Scherkräften vermindert belastungsfähig ist (Versuche an Ratten von Silberberg und Silberberg 1942, Ray, Evans und Becks 1941).

Der zu einem späteren Zeitpunkt höhere Spiegel an Sexualhormon führt durch Wirkung auf die Hypophyse zur Normalisierung der Wachstumshormonproduktion. Die Sexualhormone ihrerseits wirken außerdem direkt auf die Wachstumsfuge im Sinne der Verschmälerung und zunehmenden Ossifikation (Harris 1950, Mathieu).

Auch *toxische Schädigungen* der Epiphyse durch hohe Vitamin-A-Dosen, Papain und Aminonitrile werden neben *Vitaminmangelzuständen,* wobei dem Vitamin C eine Bedeutung zukommen soll, diskutiert. Autoren aus der Schweiz und aus Schweden beobachteten ein gehäuftes Auftreten der Erkrankung in den Monaten, in denen die Kühe auf der Weide gehalten werden. Sie nahmen an, daß beta-aminonitrilhaltiges Futter vorhanden sei und die toxische Substanz durch die Milch in den menschlichen Körper gelange.

Mechanische Faktoren wurden pathogenetisch von Imhäuser 1957 und 1960 und von Morscher 1961 betont. Es besteht eine direkte Abhängigkeit der Gleitrichtung vom CCD-Winkel. Nach Pauwels steht normalerweise die Epiphyse senkrecht zu den auf sie einwirkenden Druckkräften. Bei der präpubertären raschen Verringerung der Antetorsion von Hüftkopf und Schenkelhals kann es jedoch möglicherweise zum Auftreten von Scherkräften kommen. Fürmaier und Morscher erklärten das Abgleiten des Kopfes nach dorsal dadurch, daß es beim Gehen während der Standphase, also während der Belastung des Beines, zu ventral-dorsal gerichteten Schubbelastungen des Kopfes komme.

Wichtig erscheint uns, daß nach histologischen Untersuchungen früher Stadien die primären pathologischen Veränderungen im Bereich der Epiphyse zu suchen sind (Lacroix und Verbrugge). Die Epiphysenzone ist oft in mehrere Teile zerfallen, wobei Knorpelinseln nach distal und proximal verlagert sind. Bei eingeschränkter Ossifikation kann der Knorpel bindegewebig ersetzt sein. W. Leger macht darauf aufmerksam, daß in der Epiphyse selbst und in ihrer Umgebung Blutungen und *Nekrosen* neben Zeichen der Organisation und Reparation beobachtet werden können.

Im Hinblick auf diese Befunde glauben wir uns berechtigt, die jugendliche Epiphysenlösung bei den aseptischen Nekrosen der Hüfte abzuhandeln.

Die Diagnose der **Epiphyseolysis acuta** ist sowohl klinisch als auch rönt-

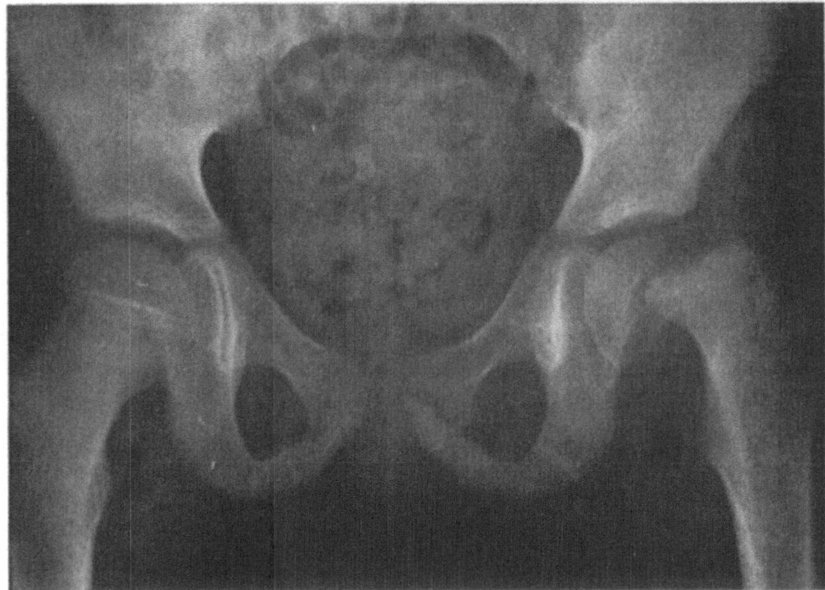

Abb. 3: E. P. Nr. 0/6742. Diagnose: Epiphyseolysis capitis femoris acuta links.

genologisch leicht zu stellen, wenn nur an die Möglichkeit dieser Erkrankung gedacht wird. Bei alltäglicher Belastung, geringem oder erheblichem Trauma kommt es *plötzlich zum völligen Versagen des betroffenen Hüftgelenkes.* Das Symptomenbild gleicht dem einer Schenkelhalsfraktur und tatsächlich werden die Patienten nicht selten unter dieser Fehldiagnose in die Klinik eingewiesen. Bei exakter Anamneseerhebung ist jedoch in den meisten Fällen zu eruieren, daß bereits vor dem angeschuldigten Trauma geringe Hüftbeschwerden vorlagen.

Ferguson und Howorth betonen, daß dem eigentlichen Gleitvorgang ein 6 bis 12 Monate dauerndes, nahezu symptomloses Prodromalstadium vorausgehe. Je später die Erkrankung auftritt, um so kürzer ist dieser Zeitraum.

Anfängliche Symptome der **Epiphyseolysis lenta** sind *schnelles Ermüden des krankseitigen Beines,* meist kontinuierliches *leichtes Hinken,* das vor dem Patienten oft der Umgebung auffällt und gelegentliches Klagen über *Hüft- oder Knieschmerzen.* Beim Knieschmerz gilt das schon früher Gesagte: Nie darf die sorgfältige klinische und erforderlichenfalls röntgenologische Untersuchung der gleichseitigen Hüfte vergessen werden.

Früh ist eine *vermehrte Tonisierung der Hüftmuskulatur* vorhanden, die zu dieser Zeit eine rein muskuläre Bewegungseinschränkung bedingen kann. Im weiteren Krankheitsverlauf kommt es, bedingt durch das Abkippen und Abgleiten des Hüftkopfes nach dorso-caudal zur *Einschränkung der Innenrotationsfähigkeit* des in Außenrotation liegenden Beines, gleichzeitig auch zur Abspreizbehinderung. Die Flexion des Hüftgelenkes ist über lange Zeit frei, jedoch von einer Außenrotationsbewegung begleitet *(Drehmannsches Zeichen)*.

Im Endstadium der Krankheit ist eine *Beinverkürzung* bis 2,5 cm nachweisbar, das *Trendelenburg'sche Zeichen ist positiv* und die Bewegungseinschränkung der Hüfte hochgradig bis zur Aufhebung der aktiven Beweglichkeit.

Hinsichtlich der *röntgenologischen Untersuchung* muß mit Nachdruck darauf hingewiesen werden, daß eine *Aufnahme im anterior-posterioren Strahlengang allein ungenügend* ist und insbesondere dem ungeübten Betrachter oft keinerlei Hinweise auf die schon vorliegende Erkrankung gibt. *Immer muß zusätzlich eine Aufnahme nach Lauenstein* durchgeführt werden, die das Abkippen oder Abgleiten des Kopfes deutlich zur Darstellung bringt.

Nach Imhäuser steht im Normalfall die Epiphysenlinie senkrecht auf der Schenkelhalsachse. Bei der Epiphysenlösung entsteht zwischen der Senkrechten auf die Schenkelhalsachse und der Epiphysenlinie ein zunehmend größerer Winkel; ist er größer als 30 Grad, d. h. ist die Kopfkalotte gegenüber dem coxalen Femurende um mehr als 30 Grad abgekippt, so muß im weiteren Verlauf ein Abgleiten befürchtet werden.

Röntgenologische Frühsymptome sind insbesondere für die Diagnose einer Epiphyseolysis capitis femoris lenta von Bedeutung. Die *Epiphysenfuge ist unregelmäßig konturiert* und *verbreitert*, der epiphysennahe Knochen in seiner Struktur aufgelockert und kalksalzgemindert. Das langsame Abkippen der Kopfkalotte nach dorsal-caudal führt dazu, daß das Periost cranial-ventral angespannt wird, wodurch es in diesem Bereich zur Knochenathrophie kommt. Dorsal-caudal kann es im Bereich der epiphysennahen Metaphyse durch die Ablösung des Periostes zu bandartigen ossären Auflagerungen kommen. Diese Veränderungen können in den entsprechenden Strahlengängen nachgewiesen werden. Ist die Dislokation zwischen Kopfkalotte und coxalem Femurende bereits fortgeschritten, so erscheint die *Kopfkalotte im ap-Strahlengang abgeflacht*.

Wenn also von einem Patienten im präpubertären Alter Hüft- oder Kniebeschwerden geäußert werden, außerdem eine geringe Abspreizbehinde-

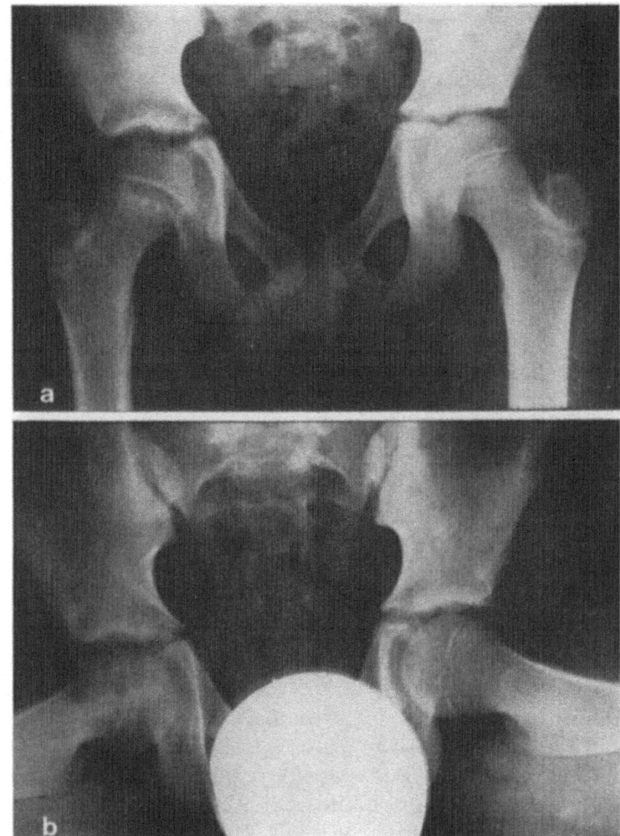

Abb. 4: P., J. Nr. 271154. Diagnose: Epiphyseolysis capitis femoris lenta beiderseits.
Abb. 4 a: Im ap.-Strahlengang fällt die Strukturauflockerung und Kalksalzminderung im Bereich der rechten Epiphysenfuge auf. In diesem Strahlengang kein Abkippen der Kopfkalotte feststellbar.
Abb. 4 b: Im Röntgenbild nach LAUENSTEIN kommt ein deutliches Abkippen der rechten Kopfkalotte nach caudal dorsal zur Darstellung. Auf der linken Seite ist der Befund nur angedeutet feststellbar.

rung und Behinderung der Innenrotation bei vermehrter Außenrotation im Hüftgelenk vorliegen und gleichzeitig noch ein auffallender Konstitutionstyp beobachtet werden kann, so ergibt sich daraus der dringende Verdacht auf eine jugendliche Epiphysenlösung. Zur weiteren Abklärung muß sofort eine Röntgenaufnahme im anterior-posterioren Strahlengang und eine Aufnahme nach Lauenstein durchgeführt werden. Der Zeitpunkt der Diagnosestellung entscheidet über das weitere Schicksal des Patienten. So liegt alle Verantwortung beim erstuntersuchenden Arzt.

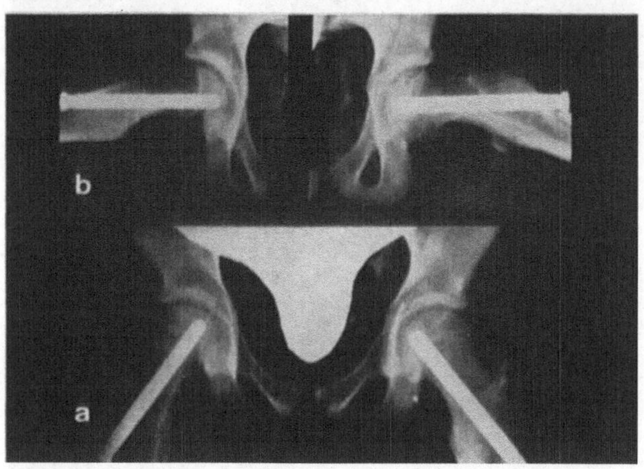

Abb. 5: Schwind v. A. ♀ 14. 7. 1956, Nr. 56910. Diagnose: Epiphyseolysis capitis femoris lenta beiderseits. Ein weiteres Abkippen und Abgleiten zwischen Hüftkopfkalotte und coxalem Femurende ist durch Fixation mit 3-Lamellen-Nagel verhindert. Sowohl im anterior-posterioren Strahlengang (Abb. 5 a) als auch im Röntgenbild nach LAUENSTEIN (Abb. 5 b) ist feststellbar, daß der Nagel über die Wachstumsfuge hinaus in die Kopfkalotte vorgetrieben ist.

Wird eine **Epiphyseolysis capitis femoris lenta** zeitig diagnostiziert, liegt also noch keine erhebliche Dislokation zwischen Kopfkalotte und coxalem Femurende vor, so muß mit einem *3-Lamellen-Nagel fixiert* werden. **Wird** eine **Epiphyseolysis capitis femoris acuta** sofort erkannt, so wird schnellstmöglich *reponiert* und das Repositionsergebnis ebenfalls mit einem *3-Lamellen-Nagel* fixiert. In allen anderen Fällen verbietet sich der Versuch der Reposition wegen der hohen Gefahr der Hüftkopfnekrose. Ist bei Behandlungsbeginn eine **stärkere Abkippung der Kopfkalotte** nachweisbar und handelt es sich hierbei **nicht um eine frische akute Hüftkopflösung,** so muß die bestehende Inkongruenz zwischen Hüftkopf und Pfanne operativ korrigiert werden. Bei einer Abkippung des Hüftkopfes um 30 Grad kann

dies mit der *intertrochanteren Korrekturosteotomie nach* IMHÄUSER, bei stärkerer Abkippung mit der *intrazervicalen Korrekturosteotomie nach* WIBERG geschehen.
In jedem Fall muß bis zur Konsolidierung der proximalen Femurepiphyse zur Entlastung des Hüftgelenkes eine Thomasschiene gegeben werden.

Schrifttum

BERNBECK, R.: Untersuchungen zur Pathologie und Ätiologie der Perthes'schen Erkrankung. Verhandl. dtsch. orthop. Ges. *36*, 241 (1947).

—, Zur Pathogenese der jugendlichen Hüftkopfnekrose. Arch. orthop. Unfall-Chir. *44*, 164 (1950).

—, Kritisches zum Perthes-Problem der Hüfte. Arch. orthop. Unfall-Chir. *44*, 445 (1951).

CHIARI, K. und N. FRANK: Veränderungen des Prothrombinspiegels bei Morbus Perthes. Z. Orthop. 83, 275 (1953).

FERGUSON, A. B. und M. B. HOWORTH: Slipping of the upper femoral epiphysis. J. Amers. med. Ass. 97, 1867 (1931).

FRANCILLON, A. R.: Zur Prophylaxe der Arthrosis deformans coxae: Diagnose und Therapie der Epiphyseolysis capitis femoris. Schweiz. med. Wschr. 86, 167 (1956).

FÜRMAIER, A.: Behandlungsergebnisse der Coxa vara epiphysarea. Z. Orthop. 78, 462 (1949).

GILL, A. B.: Legg-Perthes' Disease of the Hip: Its Early Roentgenographic Manifestations and its Cyclical Course. J. Bone Jt. Surg. 22, 1013 (1940).

—, The Relationsship of Legg-Perthes Diseas to the Function of the Thyroid Gland. J. Bone Jt. Surg. 25, 892 (1943).

GOFF, C. W.: Legg-Calvé-Perthes-Syndrome. Charles C. Thomas Publisher, Springfield, Illinois, USA, 1953.

HACKENBROCH, M.: Die Arthrosis deformans der Hüfte. Grundlagen und Behandlung. Georg Thieme Verlag, Leipzig 1944.

HARRIS, W. R.: The endocrine basis for slipping of the upper femoral epiphysis. J. Bone Jt. Surg. 32, 5 (1950).

HIPP, E.: Zur Angiographie der Hüftgefäße, Verhandl. d. dt. Orth. Ges. 46. Kongr. S. 581–585 (1958).

IDELBERGER, K.: Kasuistische Beiträge zur Frage der Entstehung osteochondropathischer Gelenkveränderungen. Arch. orthop. Unfall-Chir. *44*, 247 (1950).

IMHÄUSER, G.: Zur Pathogenese und Therapie der jugendlichen Hüftkopflösung. Z. Orthop. 88, 3 (1957).

—, Über das Wesen der Epiphysendislokation am koxalen Femurende und ihre operative Spätbehandlung. Wiederherstellungschir. u. Traum. 5, 203 (1960).

JERRE, T.: A study in slipped upper femoral epiphysis. Acta orthop. Scand. Suppl. Nr. 6 (1950).

JONSÄTER, Stig.: Coxa plana. A histo-pathologic and arthrographic study. Acta orthop. Scand. Suppl. XII (1953).

KIRSCH, K.: Die juvenile Osteochondrose des Hüftgelenkes. Handbuch der Orthopädie, Band IV, 1, Georg Thieme Verlag, Stuttgart 1961.

KÖHLER, A.: zit. bei KIRSCH, H. in: Handbuch der Orthopädie, Band IV, Teil 1, Perthes'sche Erkrankung, S. 373–374.

LACROIX, P. und J. VERBRÜGGE: Slipping of the upper femoral epiphysis. J. Bone Jt. Surg. 33, 371 (1951).

LEGER, W.: Die Valgus- und Varusdeformitäten der Hüfte. Coxa vara adolescentium. In: Handbuch der Orthopädie, Band IV, Teil 1, S. 435.

LINDEMANN, K.: Über die Entstehung der Kontrakturen nach Reposition der angeborenen Hüftverrenkung. Verhandl. dtsch. orthop. Ges. 37, 161 (1949).

MATHIEU, G.: Les troubles endocriniens dans la coxa vara essentielle des adolescents, Dissertation, Toulouse 1951.

MORSCHER, E.: Zur Pathogenese der Epiphyseolysis capitis femoris. Arch. orthop. Unfall-Chir. 53, 331 (1961).

MÜLLER, W.: Beobachtungen über die Rolle der Pfannenveränderungen bei der Perthes'schen Krankheit. Fortschr. Röntgenstr. 59, 386 (1939).

—, Die Perthes'sche Krankheit als Erscheinungsform der Ermüdungs- und Abnutzungsreaktionen des Skeletts und ihre Abgrenzung gegenüber den verschiedenen Epiphysenstörungen. Fortschr. Röngtenstr. 63, 247 (1941).

NAGURA, S.: Die Pathogenese und das Wesen der Perthes'schen Krankheit. Arch. klin. Chir. 191, 347 (1938).

—, Zur Kenntnis der Perthes'schen Krankheit. Zbl. Chir. 82, 545 (1957).

—, Zur Frage der sogenannten „Osteochondritis of the Femurhead". Z. Orthop. 91, 224 (1959).

PAUWELS, F.: Hüfterkrankungen mechanischen Ursprungs infolge Fehlstellung und ihre Behandlung durch Adduktionsosteotomie. Rev. Chir. Orthop. 37, 22 (1951).

PONSETI, J.: Legg-Perthes Disease. J. Bone Jt. Surg. 38, 739 (1956).

QUIST-HANSSEN, S. V.: Caput Necrosis after Traumatic Dislokation of the Hip Joint in a 4 Year old boy, and control Examinations of 8 Cases of Luxatio Coxae Acta chir. Scand. *92*, 393 (1945).

RAY, R. D., H. M. EVANS and H. BECKS: Effect of pituitary growth hormone on the epiphyseal disk of the tibia of the rat. Amer. J. Path. *17*, 509 (1941).

SCHNEIDER, E.: Zur Pathogenese regulatorischer Wachstumsmalacien. Arch. klin. Chir. 188 (1937).

SEVERIN, E.: Über die Entwicklung von Coxa plana. Acta chir. Scand. *87*, 317 (1942).

SILBERBERG, M. und R. SILBERBERG: Effects of „growth hormone" of the anterior hypophysis (antuitrin G) on the skeleton of mice and guinea-pigs. Amer. J. Path. *18*, 1141 (1942).

SUNDT, H.: Malum coxae Calvè-Legg-Perthes. Acta chir. Scand. Suppl. 148 (1949).

TAILLARD, W., A. MÉGEVAND, P. SCHOLDER-HEGI und E. MORSCHER: Die Epiphysiolysis capitis femoris. Documenta Geigy, Acta rheumatologica Nr. 21.

TRUETA, J.: The normal vascular Anatomy of the human Femural Head during Growth. J. Bone Jt. Surg. *39*, 358 (1957).

WALDENSTRÖM, H.: The First stages of Coxa Plana. J. Bone Jt. Surg. *20*, 559 (1938).

WIBERG, G.: Kollumosteotomie in fortgeschrittenen Fällen von Epiphyseolysis capitis femoris. Z. Orthop. *95*, 546 (1962).

Aus der Orthopädischen Klinik und Poliklinik der Universität Heidelberg
(Direktor: Prof. Dr. H. Cotta)

Sehnen-Spontanrupturen und Insertionstendopathien

Von W. Becker und J. Dreyer

Neuere Erkenntnisse der Grundlagenforschung wie auch die ständig wachsenden Anforderungen im Breiten- und Leistungssport haben die spontanen Sehnenrupturen und die Insertionstendopathien zunehmend in den Blickpunkt des Interesses gerückt. Während erstere zumindest diagnostisch kaum Probleme aufwerfen, werden die Symptome letzterer vor allem dann häufiger als arthrogenes Beschwerdebild fehlinterpretiert, wenn röntgenologisch geringfügige, klinisch jedoch nahezu unerhebliche Gelenkveränderungen nachweisbar sind. Auch aus dieser Erfahrungstatsache erscheint eine rekapitulierende Darstellung der hinsichtlich Ätiologie und Pathogenese weitgehend einheitlichen Krankheitsbilder Insertionstendopathie und pathologische Sehnenruptur gerechtfertigt.

Die *Ätiologie und Pathogenese* eines Sehnenschadens auf überwiegend degenerativer Basis erscheinen nur im ersten Moment vielgestaltig und uneinheitlich. So müssen wiederholte Mikrotraumatisierungen, Kontrakturen der angrenzenden Gelenke oder unphysiologische Belastungen des regionären Haltungs- und Bewegungsapparates ebenso angeführt werden wie ein Infektgeschehen auf fokal-toxischer Grundlage, eine vertebragene Nervenirritation und primäre oder sekundäre Angiopathien. Da alle diese Faktoren unter anderem auch eine Minderdurchblutung des ohnehin bradytrophen Sehnengewebes zur Folge haben, konzentriert sich die Suche nach einem „Hauptnenner" geradezu zwangsläufig auf die örtlichen Zirkulationsverhältnisse.

Die Vaskularisation sowohl der Sehnenstränge als auch deren Ansatzregionen ist bereits physiologischerweise relativ spärlich. Die aus Muskulatur, Knochen und Peritenonium hervorgehende Gefäße erreichen nur die äußeren Schichten der sekundären Sehnenbündel. Deren innere Anteile und die Primärbündel mit ihren Kollagenfasern und zellulären Bestandteilen werden dagegen ausschließlich per diffusionem ernährt. Da schon im dritten Dezennium eine Lipoidose und Atheromatose der im Endotenonium lokalisierten Gefäße eintritt (H. B. Lang), wird die Ernährung der abhängigen Gewebe auch ohne den Einfluß pathologischer Veränderungen verhältnismäßig frühzeitig beeinträchtigt. Die Folge derartiger Involutionsprozesse ist eine weitere Verlangsamung des regionären Stoffwechsels, wodurch das Sehnengewebe nun zu einem locus minoris resistentiae gegen die für einen Sehnenschaden ätiologisch in Betracht kommenden Faktoren wird.

Am häufigsten entstehen Veränderungen, die sich unter dem Sammelbegriff der Degeneration einordnen lassen. Die charakteristischen Merkmale (COTTA, DAHMEN, LANG, SCHNEIDER) bestehen mikroskopisch in einer ödematösen Verquellung, Ablagerung von Hyalinkörpern sowie herdförmigen Nekrosen, in deren Bereich je nach Reaktionslage des Organismus entweder bindegewebige Narben oder Kalkherde entstehen. Elektronenoptisch ist die regelmäßige Anordnung der Kollagenfibrillen nicht mehr nachweisbar, teilweise sogar unter partieller Auflösung der Feinstruktur. Histochemisch führt die Degeneration zu einer Vermehrung der sauren Mucopolysaccharide, während die altersbedingte Involution mit einer Verminderung dieser Makromoleküle einhergeht. – In den Ansatzbereichen der Sehnen, die entgegen noch immer zu findenden Darstellungen im allgemeinen nicht in das Periost, sondern direkt in den Knochen einstrahlen (H. SCHNEIDER), besteht das Substrat der Degeneration zusätzlich in einer Verbreiterung der verkalkten Knorpelzone sowie aus kleinsten Kalksplittern, die von Mikroausrissen herrühren. Die reaktiv einsetzende Vermehrung von Mesenchymzellen und Kapillaren führt zur Entstehung relativ instabiler Narbenplatten oder sekundärer Ossifikationsherde, die durch Druck auf die Corpora tendo-cavernosa Schmerzen auslösen können.

Nicht selten verlaufen derartige Degenerationsprozesse weitgehend symptomlos. Erst bei wiederholter oder anhaltender Einwirkung der auslösenden Faktoren kommt es zur klinischen Manifestation und damit je nach Lokalisation entweder zur spontanen Sehnenruptur oder aber zur Insertionstendopathie. Da diese Krankheitsbilder dann hinsichtlich Diagnostik und Therapie jeweils eigenen Gesetzmäßigkeiten unterliegen, ergibt sich die Notwendigkeit einer getrennten Erörterung ihrer klinischen Probleme.

Die spontanen Sehnenrupturen

Da ein intakter Sehnenstrang ohne adäquates Trauma niemals in sich, sondern nur am Übergang zum Muskelbauch oder aber unter Ausriß einer Knochenlamelle am Ansatzbereich repturiert (DAVIDSON, JENNY, STUCKE), muß seine spontane Ruptur ausnahmslos als Manifestation eines Vorschadens gewertet werden. Vor allem unter dem Aspekt gutachtlicher Fragestellungen ist diese histopathologisch und experimentell gewonnene Erkenntnis von zentraler Bedeutung.

Das *anamnestische Leitsymptom* derartiger Spontanrupturen ist zumeist der plötzliche, nicht selten geräuschvolle Funktionsausfall unter einer forcierten Bewegung. Nur manchmal verläuft das Ereignis als „rupture en deux temps" mit beschwerdefreien Intervallen. Bei einer gezielten Exploration läßt sich im allgemeinen einer der oben erörterten Faktoren eruieren, wie auch eine vorausgegangene Behandlung wegen dort lokalisiertem „Rheuma" unter die Charakteristica eingeordnet werden muß. Besonders richtungsweisend sind Angaben über frühere Corticosteroid-Injektionen am Ort, die speziell bei Hochleistungssportlern noch immer zur Erhaltung der momentanen Aktionsfähigkeit angewendet werden. Durch die Untersuchungen von Gessner, Janssen, Weissbecker, Vogel u. a. wurden die deletären Folgen derartiger Maßnahmen mittlerweile eindeutig aufgedeckt:

> Die para- oder intratendinöse Injektion von Corticosteroiden bewirkt neben einer lokalen Kaliumverarmung eine Depolymerisation der Grundsubstanz, eine Tonisierung der Gefäßwände mit Hemmung der Exsudation und der Leukozytenauswanderung, eine mangelhafte Kapillarsprossung und nicht zuletzt eine unvollständige Umwandlung der Fibroblasten in Fibrozyten. Damit entsteht das Bild einer schweren Regenerationsstörung — zusätzlich gehemmt werden also diejenigen Vorgänge, durch die ein latenter Sehnenschaden oftmals bis zu einem gewissen Grade klinisch stumm bleibt.

Inspektion und Palpation ergeben zumeist die eindeutige Kontinuitätstrennung unter der intakten Haut. Bei gezielten Innervationsversuchen wölbt sich der Muskelbauch der rupturierten Sehne im allgemeinen atypisch und auffällig hervor.

Die zum Ausschluß einer knöchernen Verletzung ausnahmslos anzufertigenden *Röntgenbilder* sind häufig unergiebig. Entsprechend der pathogenetischen Vorgänge finden sich allerdings hin und wieder Kalksalzeinlagerungen in den zugehörigen Insertionsbereichen. Nur bei der Ruptur der Achillessehne läßt sich ein von Kager erstmalig beschriebener Befund erheben:

> Normalerweise findet sich auf dem Seitbild des Rückfußes mit distaler Hälfte des Unterschenkels dorsal von Tibia und Fibula eine dreieckige Aufhellung im Weichteilschatten, die durch den Oberrand des Calca-

neus, den Schatten der Achillessehne und jenen der Peronealmuskulatur gebildet wird. Bei Rupturen der Achillessehne verliert dieses Dreieck seine Form, es wird zu einer polymorphen Aufhellung.

Hinsichtlich der *Lokalisation der Spontanrupturen* besteht eine gewisse Prädilektion. Wie auch bei den Insertionstendopathien werden vornehmlich solche Sehnen betroffen, die funktionell besonders stark beansprucht sind, weitgehend ungeschützt nur knapp unter der Haut oder direkt auf dem Knochen verlaufen oder die über ein Hypomochlion hinwegziehen. Unter diesen Kautelen werden die verhältnismäßig häufigen Rupturen der Achillessehne ebenso erklärlich wie die Risse der langen Bicepssehne im Verlauf des Sulcus intertubercularis. Ebenfalls prädestiniert sind die Sehnen des Supraspinatus, des Extensor pollicis longus und des Quadriceps femoris bzw. des Ligamentum patellae. Seltener betroffen sind dagegen der distale Sehnenstrang des Triceps brachii, die Strecksehnen der Finger, der Tibialis anterior oder der Extensor hallucis longus.

Bei der *Therapie* richtet sich die Entscheidung, ob konservativ oder operativ vorzugehen ist, letztlich nach dem Ausmaß und der Bedeutung des eingetretenen Funktionsausfalles.

Eine supra- oder infrapatelläre Ruptur mit zusätzlicher Laesion des Reservestreckapparates beispielsweise wird immer ein operatives Vorgehen erfordern. Auch die Laesionen der langen Strecksehne des Daumens und die der Achillessehne bilden überwiegend eine absolute Operationsindikation. Allerdings konnten LANG und VIERNSTEIN auch experimentell nachweisen, daß speziell im Bereich der Achillessehne oftmals kräftige und für einfache Gehleistungen ausreichende Regenerate entstehen. Weniger dringlich sind die chirurgischen Interventionen bei Spontanrupturen des Supraspinatus, des langen Bicepskopfes und des Tibialis anterior. Hier kann der Funktionsausfall jeweils durch andere Muskelgruppen zumindest teilweise kompensiert werden. Speziell beim älteren Menschen ist daher sorgsam abzuwägen, ob ein wiederherstellender Eingriff in einer vertretbaren Relation zu den Risiken nicht nur der Operation, sondern auch der postoperativ ausnahmslos erforderlichen Ruhigstellung im Gipsverband steht.

Besonders problematisch ist die operative Versorgung *veralteter Spontanrupturen*. In diesen Situationen haben sich die Sehnenstränge meistens so stark retrahiert, daß die Kontinuität allenfalls nur mit aufwendigen Operationsverfahren wiederherzustellen ist. Speziell diese Methoden bergen jedoch oftmals die Gefahr der Adhäsionen und damit eine Verringerung der Gleitfähigkeit des Sehnenstranges in sich (A. N. WITT). Zusätzlich führt der länger bestehende Tonusverlust des betroffenen Muskels regelmäßig zu einer ausgeprägten Atrophie. Das funktionelle Endergebnis ist daher auch bei gelungener Wiederherstellung von vornherein nicht selten in Frage gestellt.

Wird operativ vorgegangen, so ist die *Operationstechnik* ausschließlich vom Lokalbefund abhängig. Bei frischen Rupturen und makroskopisch nur geringgradiger Degeneration kann eine End-zu-End-Naht in typischer Weise erfolgen. Besteht dagegen eine kleinere Dehiszenz, bedingt teils durch Retraktion der Stümpfe, teils durch die erforderlich gewordene Resektion an den „greisenbartartig" (A. N. Witt) ausgefransten Sehnenenden, ist entweder die Z-förmige Verlängerung des proximalen Stumpfes oder aber die plastische Deckung mit einer aus der Nachbarschaft abgespaltenen Sehne indiziert. Speziell an der Achillessehne oder am distalen Ende des Triceps brachii können größere Defekte durch eine sogenannte Griffelschachtelplastik nach M. Lange überbrückt werden. Inwieweit die ebenfalls zu erwägende Verwendung körpereigener Faszia lata in näherer Zukunft durch Transplantate aus lyophilisierter Dura ersetzt werden wird, läßt sich noch nicht definitiv beurteilen. Experimentelle Untersuchungen und klinische Frühergebnisse lassen allerdings gewisse Hoffnungen in dieser Richtung begründet erscheinen (M. Jäger).

In Hinblick auf die *Nachbehandlung derartiger Operationen* ist schließlich von Bedeutung, daß die regenerativen Prozesse im Sehnengewebe entsprechend den anatomischen und physiologischen Gegebenheiten auffällig langsam verlaufen. Zwar zeigen die Untersuchungen von Borst, Lang und Viernstein sowie Palla, daß nach einer Sehnenruptur binnen Stunden bis Tagen bereits stärkere Reparationsvorgänge einsetzen. Die nach Zerreißung der Sehnenfibrillen entstandenen Lücken werden mit geronnenem Fibrin und leucozytären Infiltraten ausgefüllt, und an den Randgebieten stellt sich zunehmend eine Kapillarsprossung wie auch eine Anreicherung mit jungen Bindegewebszellen ein. Auch folgt dann — neben einem ständigen Abbau der Nekrosen — die Umwandlung des neugebildeten perivaskulären Bindegewebes in echte Sehnenfibrillen. Dennoch vergehen im Durchschnitt 3 bis 5 Wochen bis zur Ausbildung einer belastungsfähigen Narbenplatte. Somit kann eine funktionelle Nachbehandlung niemals früher als 21 Tage postoperationem aufgenommen werden. Bei der Verwendung der verschiedenartigen Transplante ist sogar eine konsequente Ruhigstellung und Entlastung über mindestens 6 Wochen unerläßlich, da dieses Material in der ersten Zeit nur die mechanische Funktion eines Platzhalters einnimmt.

Eine besondere Bedeutung kommt schließlich der *krankengymnastischen Übungsbehandlung* zu. Abgesehen von der Mobilisation der Gelenke und auch der Kräftigung der Muskulatur läßt sich durch derartige Maßnahmen erwiesenermaßen eine Umbildung der Narbenplatte in funktionstüchtiges Sehnengewebe erzielen. Diese Vorgänge wurden vor Jahrzehnten bereits von Roux als „funktioneller Bildungsreiz" bezeichnet und therapeutisch genutzt.

Die Insertionstendopathien

Von klinischer Bedeutung ist, daß eine Insertionstendopathie grundsätzlich an allen Sehnensätzen auftreten kann, daß aber charakteristischerweise bestimmte Regionen bevorzugt werden. Analog den spontanen Sehnenrupturen werden funktionell besonders beanspruchte oder relativ ungeschützte Zonen am häufigsten betroffen. In vielen Fällen wirken wie an dem Achillessehnenansatz oder den Humerusepicondylen beide Faktoren zusammen.

In der *Anamnese* kommen fast regelmäßig besondere körperliche Belastungen zu Tage. Beispielsweise wirkt das intensive Betreiben einer bestimmten Sportart ebenso im Sinne einer Mikrotraumatisierung wie eine berufsbedingte Bewegungsmonotonie. Die geklagten Schmerzen werden teils umschrieben lokalisiert, teils als ausstrahlend geschildert. Ebenso richtungsweisend sind Angaben über eine Kraftlosigkeit.

Bei der *klinischen Untersuchung* gilt der umschriebene Druckschmerz, der bei kraftvoller Innervation gegen Widerstand an Intensität zunimmt, als pathognomonisch. Auffällig ist weiterhin das reflektorische Vermeiden aller Bewegungen, die zu einer Anspannung der erkrankten Insertion oder zu einem Druck auf diese führen. Aus dieser Schonhaltung bilden sich bei längerem Krankheitsverlauf Kontrakturen aus. Der Entlastung der schmerzhaften Insertionszone dient auch eine Muskelverspannung der Antagonisten, die vor allem an den langen Rückenmuskeln häufig beobachtet wird. Die Folge sind weitere Insertionstendopathien.

Laboruntersuchungen verlaufen in der Regel ohne signifikante Befunde. Allerdings müssen serologisch vor allem rheumatische Infektionen, eine Arthritis urica oder ein Diabetes mellitus ausgeschlossen werden. Bei einem positiven Befund in dieser Richtung muß man beachten, daß derartige Erkrankungen als auslösende Faktoren für eine Insertionstendopathie wirksam werden können. Die Anfertigung eines *Röntgenbildes* ist obligatorisch. Da sich die Erkrankung eines Sehnenansatzes im allgemeinen in der Nachbarschaft von Gelenken manifestiert, dienen die Röntgenbilder zum Ausschluß degenerativer und entzündlicher Gelenkerkrankungen sowie gelenknaher Tumoren. Abhängig von der Lokalisation, der Dauer der Erkrankung und der Reaktionslage des Organismus finden sich entsprechend der unterschiedlichen Pathomorphologie unterschiedliche Befunde. Die Tendopathia simplex, die ohne Verkalkungen einhergeht, ist oft nur durch eine Verdickung der Corticalis mit leicht unregelmäßiger Konturierung als Ausdruck einer Volumenzunahme der verkalkten Knorpelzone im Insertionsbereich gekennzeichnet. Bei der Tendopathia calcarea finden sich dagegen regelmäßig umschriebene Kalksalzeinlagerungen. Nicht selten brechen derartige Kalkmassen in die benachbarten Bursen ein. Neben diesen Kalkherden können auch sogenannte „Knochensporne" entstehen. Diese sind das Substrat mesenchymaler, vom Knochenmark ausgehender Reaktionen. Allgemein bekannt sind der Fersensporn, der Olecranonsporn und die Spornbildung am Tuber ossis ischii. Im Gegensatz zu den parartikulären Kalkherden zeigen derartige Sporne eine feine Knochenstruktur mit corticalisartiger Begrenzung und trabekulärem Inneren.

Die *Therapie der Insertionstendopathien* basiert vor allem auf drei Grundpfeilern, die zweckmäßigerweise kombiniert angewendet werden: Physikalische Maßnahmen, medikamentöse Applikationen und Entlastung der erkrankten Zonen durch eine temporäre Ruhigstellung. Ein chirurgisches Vorgehen kommt dagegen nur ausnahmsweise und grundsätzlich nur nach erfolgloser Vorbehandlung in Betracht.

Die physikalischen Maßnahmen bewirken in erster Linie eine lokale Hyperämie und damit eine Steigerung des örtlichen Stoffwechsels. Gleichzeitig werden die resorptiven Prozesse gefördert. Dieser Wirkungsmechanismus ist beispielsweise Kurzwellenbestrahlungen und Paraffinpackungen zu eigen. Moorpackungen bewirken zusätzlich eine Stimulierung der Nebennierenrinde, wodurch es zu einem Anstieg des Kortikosteroidspiegels kommt. Mit galvanischen Durchflutungen und Iontophoresen kann neben der Hyperämie eine Analgesie erreicht werden. Dem von SCHNEIDER propagierten, wegen der ungenauen Dosierbarkeit inzwischen wieder weitgehend verlassenen Ultraschall wird außerdem eine Alkalisierung des Gewebes zugeschrieben. Eine derartige pH-Verschiebung soll schmerzlindernd wirken. Die ebenfalls zu diskutierende Röntgentiefenbestrahlung geht mit einer erhöhten Membrandurchlässigkeit, einer Kolloidausfällung und nach kurzfristiger Acidose mit einer langanhaltenden Alkalose einher. Diese Behandlungsmethode hat sich insbesondere bei der Tendopathia calcarea bewährt. Bei chronischen Formen empfehlen sich im Anschluß an diese Maßnahmen Bindegewebsmassagen und vorsichtige Bewegungsübungen. Forcierte und schmerzauslösende Exkursionen sind jedoch strikt zu vermeiden, da sie den Krankheitsprozeß intensivieren.

Um die bewegungsabhängigen Reize auszuschalten, ist in allen akuten Fällen eine temporäre Ruhigstellung in entlastender Position indiziert. So erfordert eine akute Insertionstendopathie der Supraspinatussehne die Lagerung auf einer Abduktionsschiene, eine „Epicondylitis" humeri das Anlegen einer Oberarmhandschale unter Einschluß der Langfinger und die Achillodynie eine zeitweilige Entlastung in Spitzfußstellung. Die akuten Schmerzzustände bei der sogenannten Periarthrosis coxae schwinden häufig nach kurzfristiger Bettruhe mit gleichzeitiger Knöchellaschenextension. Bei den verschiedenen Formen des Fersenschmerzes, die oft durch eine Insertionstendopathie der dort ansetzenden oder entspringenden Sehnen verursacht sind, entlasten sorgfältig und individuell eingepaßte Einlagen die schmerzhaften Ansatzregionen.

Von besonderer Bedeutung ist schließlich die medikamentöse Behandlung. Hier können prinzipiell alle antiphlogistisch wirksamen Medikamente eingesetzt werden, vor allem Salicylate und Pyrazolonderivate. Neben diesen hat sich die lokale Applikation von Corticosteroiden als Mittel der Wahl durchgesetzt. Zweckmäßigerweise kombiniert man diese Präparate mit einem Lokalanästheticum. Speziell bei der Tendopathia calcarea warnen verschiedene Autoren allerdings vor einer lokalen Corticosteroidanwendung, da hierdurch alle mesenchymalen Reaktionen einschließlich der erstrebten Resorption von Kalkablagerungen gebremst werden.

Führen die konservativen Maßnahmen nicht zur Beschwerdefreiheit, müssen chirurgische Interventionen erwogen werden. Diese beruhen, wie Hohmann schon für die Epicondylitis angab, auf einer Entlastung der Sehnenansätze. Hinzu kommt eine partielle Denervierung und die postoperative Hyperämisierung des erkrankten Gebietes. Entsprechende operative Verfahren werden für verschiedene Ansatzbereiche empfohlen. Am bekanntesten sind derartige Eingriffe am Tuberculum majus humeri, an den Griffelfortsätzen des Unterarmes und am Calcaneusunterrand. Auch die Exstirpation ausgedehnter, in die angrenzenden Bursen eingebrochener Kalkmassen kann als ultima ratio erwogen werden.

Zusammenfassend erfordern die auf weitgehend analogen Veränderungen der Mikrostruktur beruhenden spontanen Sehnenrupturen und Insertionstendopathien ein differentes therapeutisches Vorgehen. Unter Berücksichtigung der unterschiedlichen Manifestation erscheint eine erfolgreiche Behandlung zwar grundsätzlich möglich, doch muß wegen der pathologisch-anatomischen Ausgangssituation stets mit Rezidiven gerechnet werden.

Aus der Orthopädischen Klinik und Poliklinik der Universität Heidelberg
(Direktor: Prof. Dr. H. Cotta)

Die Diagnose und Therapie der Skoliose

Von K. P. Schulitz

Die Skoliose ist eine seitlich gerichtete Rückgratverkrümmung. Nach Lüning und Schulthess beruht sie immer auf einer primären oder sekundären asymetrischen Formveränderung der die Wirbelsäule komponierenden Teile, entweder der Knochen oder der Intervertebralscheiben der Gelenke. Die Skoliosen werden nach pathogenetischen und ätiologischen Gesichtspunkten systematisiert und näher nach Lokalisation und Ausmaß des Krümmungsscheitels definiert. Bewährt hat sich die von Cobb angegebene Einteilung (Abb. 1). Die Ursache der Skoliose weist vielfältig Probleme auf. 90% der Skoliosen werden als idiopathisch bezeichnet, d. h. wir haben praktisch von ihrer Ätiologie keine Kenntnis. Daher wird auch die Therapie nur symptomatisch sein können.

Schema nach Cobb

a) Myopathisch
Muskeldystrophie

b) Neuropathisch
Poliomyelitis, Neurofibromatose,
Syringomyelie

c) Osteopathisch
Knochendystrophien
congenital (Keilwirbel,
Wirbelanomalien)

d) Idiopathisch
etwa 90% aller Skoliosen.

Abb. 1: Skolioseeinteilung nach Cobb.

Wesentlich für die Prognose und für das therapeutische Vorgehen ist die strenge Abgrenzung der Skoliose von den einfachen seitlichen Haltungsfehlern. Die muskuläre Kontraktur, d. h. die Versteifung der Primärkurve kann als Frühmerkmal der Skoliose gelten. Bei Fortbestehen der Kontraktur entstehen strukturelle Veränderungen. Durch asymmetrische Druckbelastungen wird nach dem Hueter-Volkmannschen Gesetz das enchondrale Wachstum gestört. Rotation, Torsion und Wirbeldeformierungen sind als Endzustand und morphologisches Substrat der Skoliose anzusehen. Es gibt alle Übergänge zwischen Fehlhaltung und Skoliose. Dies hat

SCOTT dazu veranlaßt, bei Fehlen von strukturellen Veränderungen derartige Skoliosen als Haltungsskoliosen zu bezeichnen.
Die Skoliosen sollen in diesem Rahmen nach dem Alter des Auftretens eingeteilt werden. Das hat Vorteile für die Differentialdiagnose und Therapie, die hier im wesentlichen angeschnitten werden sollen.

A. Säuglingskoliose

Schon im Säuglingsalter stellt sich die Frage, ob lediglich eine Gewohnheitshaltung des Kindes vorliegt oder inwieweit wir es mit einer Skoliose zu tun haben. Dazu müssen wir wissen, daß manche Autoren eine ätiologische Beziehung zwischen Gewohnheitshaltung und Skoliose sehen. JENTSCHURA hat z. B. der einseitigen Gewohnheitshaltung der Säuglinge, die unter physiologischen Bedingungen im 2. Vierteljahr verschwindet, eine wesentliche Bedeutung für die Skolioseentstehung beigemessen. Die einseitige Ruhehaltung bleibt bestehen, wenn ein zweites krankmachendes Ereignis hinzutritt, das in einem Leistungsdefizit oder in einer verminderten Belastungsfähigkeit der Wirbelsäule zu verstehen ist. Es schließt sich an eine reflektorische Kontraktur der Stammesmuskulatur an, wodurch aus der lockeren Gewohnheitshaltung eine fixierte krankhafte Haltung auch über das erste Lebensjahr hinaus resultiert. Die übermäßige Belastung der Wirbelepiphysen führt zu dem Schiefwuchs der Skelettelemente (siehe oben).

Diagnose

Die Gewohnheitshaltung darf uns in keiner Weise zu der Annahme verleiten, daß eine Skoliose besteht. Die Diagnose der Skoliose ist in den ersten Lebensmonaten nicht immer ganz einfach, denn am Anfang fehlen eindeutige Befunde. Von ganz ausschlaggebender Bedeutung ist für die Skoliose die Frage nach der Fixation eines Wirbelsäulenabschnittes. Wenn wir diese klinisch nicht sicher durch Umkrümmung des Kindes nachweisen können, hilft uns die Röntgen-Funktionsaufnahme weiter. Das Röntgenbild ist für die Frühdiagnose ein unerläßliches Hilfsmittel. Wenn der Scheitel der Krümmung bei passiver Überkorrektur des Achsenskelettes fixiert ist, so bleibt er in seiner alten skoliotischen Einstellung und läßt sich nicht zur Geraden strecken (Abb. 2). Die Höhe des Krümmungsabschnittes läßt sich dann im Röntgenbild leicht feststellen. Es dominieren

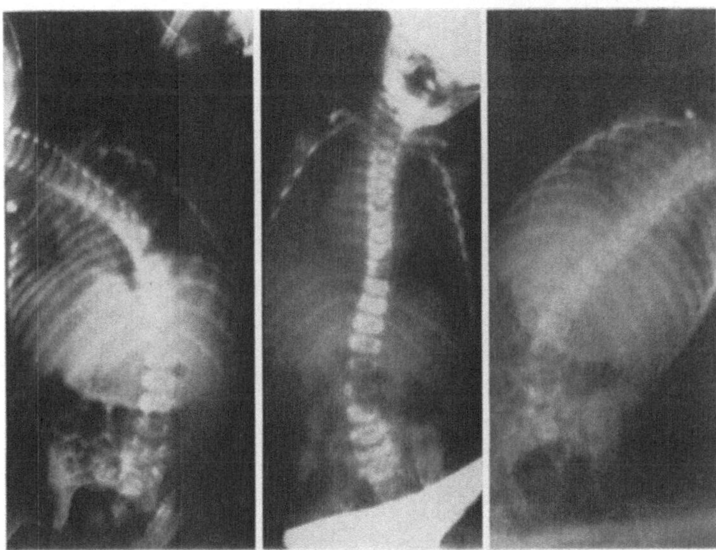

Abb. 2: Linksseitige Säuglingsskoliose im Thorakalbereich. Die Umkrümmung der Wirbelsäule nach links zeigt deutlich die Kontraktur im Thorakalbereich.

meist Dorsal- oder Dorsolumbalskoliosen linkskonvexer Prägung. Wenn schon Verformungen von Wirbelkörpern vorliegen, handelt es sich bereits um ein weiter fortgeschrittenes Stadium. Jentschura und Lindemann haben den Zwischenwirbelscheiben eine besondere Bedeutung beigemessen. Die Rolle der Bandscheibe in der Pathogenese der Skoliose ist noch nicht eindeutig geklärt. Wenn man die Begrenzungslinien der Wirbelkörper nach beiden Seiten verlängert, so fällt ganz eindeutig die Asymmetrie der Bandscheiben auf, während die Wirbelkörper in ihrer Form besonders in der Höhe vollkommen erhalten sind. Jentschura konnte in fast allen Fällen Höhendifferenzen der Bandscheiben bei nur 27% gleichzeitig keilförmigen Veränderungen an den Wirbelkörpern nachweisen. Er sieht in der primären Asymmetrie der Wirbelzwischenscheibe das erste, in der Verformung der Wirbelkörper das zweite Stadium der Frühskoliose. Veränderungen an der Wirbelkörperform treten meist jenseits des 1. Lebensjahres auf. Die Formveränderungen im Säuglingsalter sind wesentlich geringer und dementsprechend schwieriger zu diagnostizieren. Röntgenologisch besteht im Krümmungsbereich bei der Rotation der Wirbel infolge der unterschiedlichen Breite der Körper in Sagittal- und Frontalebene der Ein-

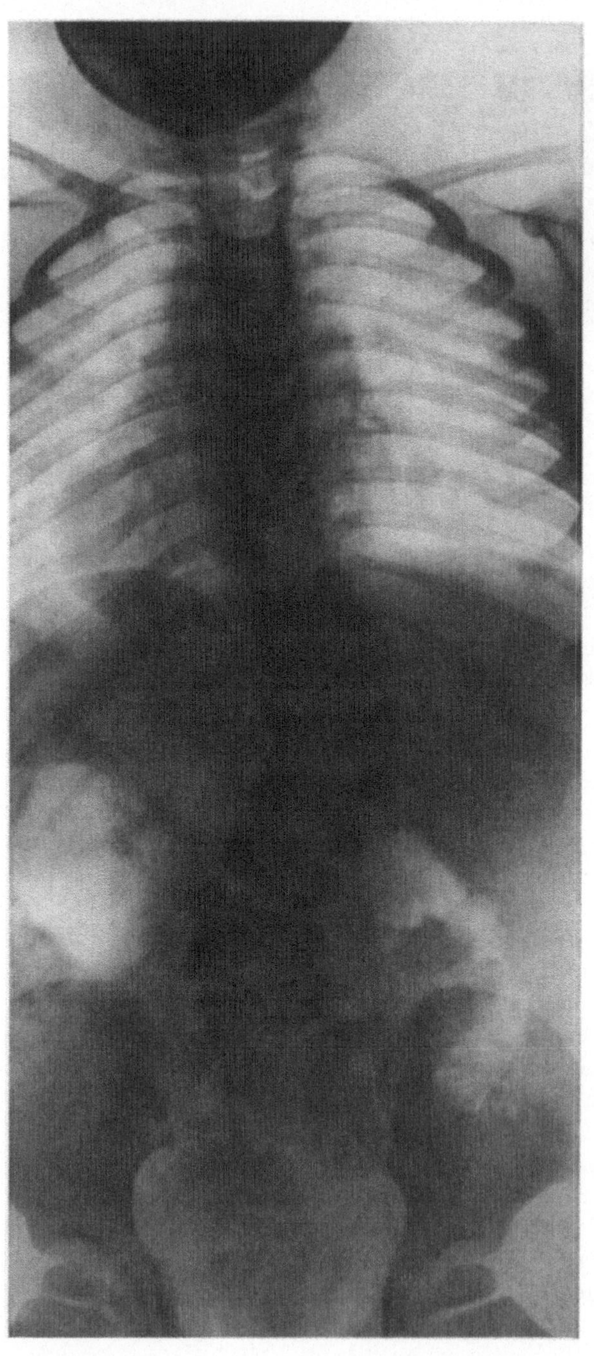

Abb. 3: Angeborene Skoliose mit Formstörungen im thorako-lumbalen Wirbelsäulenbereich.

druck einer Stufenbildung. Fehldeutungen kommen vor, wenn bei der Röntgenaufnahme eine Drehung des Kindes vorlag und damit eine Drehung des Achsenskelettes erzeugt wurde. Die Diagnose der sogenannten angeborenen Skoliose ist vom Röntgenbild her wesentlich einfacher (Abb. 3). Diese Skoliosen haben ihre Ursache in angeborenen Keilwirbeln oder ähnlichen Wirbelanomalien. Das Ausmaß der asymmetrischen Formstörungen bestimmt das Bild der Skoliose.

Ist es bereits zu einer asymmetrischen Wölbung beider Thoraxhälften und zu einem Lendenbuckel gekommen, wird die Diagnose einer Skoliose im Säuglingsalter nicht schwer fallen. Aber auch hier können wir manchmal einem Irrtum unterliegen, wenn wir z. B. Tumoren übersehen. Die Schädelasymmetrie – entweder primär kongenital oder sekundär als Folge der Fehleinstellung der Wirbelsäule – ist als weiteres Zeichen anzusehen, das auf eine Skoliose hinweisen kann.

Auffallend ist, daß das Gros der Säuglingsskoliosen linkskonvex ist. Nur in etwa 10% findet sich eine rechtskonvexe Skoliose. Man sollte bei der rechtskonvexem Form der Skoliose hauptsächlich an Systemerkrankungen, spastische Cerebralparesen und dgl. denken. Auffallend ist, daß auch gerade diese rechtskonvexen Dorsalskoliosen der Säuglinge in vielen Fällen hinsichtlich ihrer Prognose nicht so günstig sind wie die linkskonvexen.

Therapie

Neben der gezielten Säuglingsberatung unter ärztlicher Kindergarten- und Schulbetreuung sollte *prophylaktisch* in der Öffentlichkeit mehr zu häufigem Lagewechsel des Säuglings, insbesondere zum Wechsel des Interessengebietes, Lichteinfall, Lutschen des Daumen, geraten werden (ROMPE). Die Erziehung zur Bauchlage und zum Kriechen sowie die Vermeidung des Sitzens vor dem Laufalter sind empfehlenswerte Maßnahmen.

Der Effekt der Säuglingsbehandlung im Säuglingsalter ist wesentlich größer als in späteren Zeitabschnitten. Wenn man die kontrakten Wirbelsäulen-Verbiegungen von Säuglingen wertet, so kann man – wie es LINDEMANN nachwies – unter entsprechender Behandlung in 60% eine Heilung erreichen, in weiteren 30% eine diskrete Skoliose erwarten und muß nur in 10% eine schwere Skoliose befürchten. Wir wissen auch, daß viele Säuglingsskoliosen spontan ausheilen können.

Das Ziel der Behandlung im Säuglingsalter soll die Heilung der Skoliose sein, wobei strukturelle Veränderungen an den Wirbelkörpern verhindert werden müssen. Nur im ersten Lebensjahr gelingt es durch korrigierende

Lagerung über lange Zeit, die Weichteilfixation zu lösen. Da man für die Säuglingsskoliosen eine sichere Prognose nicht geben kann, wird man in allen Fällen zu einer intensiven Therapie raten. Wir haben dazu verschiedene Möglichkeiten, wie Bauchlagerung, krankengymnastische Behandlung und die Lagerung in Gipsliegeschalen.

Bei der Behandlung der Säuglingsskoliose gehen wir je nach Ausprägungsgrad folgendermaßen vor. In leichteren Fällen genügt die Versorgung mit einem *Bauchlagerungsbrett* in Zusammenhang mit krankengymnastischen Übungen. Die Bauchlagerung bewährt sich, um bereits kontrakte Fehlhaltungen von Wirbelsäulenabschnitten zu beeinflussen. Das wesentliche ist dabei, daß das angeschnallte Kind durch die Unterstützung mit beiden Armen die Wirbelsäule möglichst lordosiert (Abb. 4). Die wechselnde Anspannung und Kräftigung der Rückenmuskulatur in ihrer günstigen Beeinflussung der Wirbelsäulenstatik ist hier hervorzuheben. Die aktiven *krankengymnastisch geleiteten Übungen* haben ihren besonderen Wert in

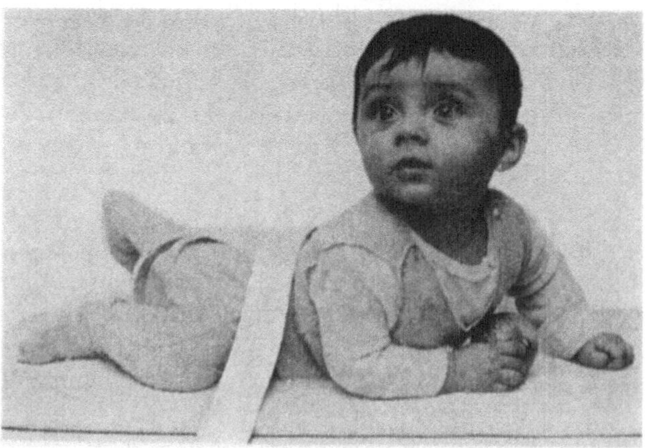

Abb. 4: Bauchliegebrett zur Behandlung eines Kleinstkindes mit Skoliose.

der Behandlung der Säuglings- und Frühskoliose. NEUMANN-NEURODE sowie auch SCHEDE haben auf die Bedeutung dieser Übungen hingewiesen. Wir haben eine krankengymnastische Methode ausgearbeitet, die auf Grund ihrer Einfachheit auch die Eltern durchführen können (Abb. 5). Die *Gipsliegeschalen* bezwecken die Entlastung des Rumpfes und die Entspannung der Rückenmuskulatur, um den Ausgleich der Skoliose herbei-

Zur Lockerung der Wirbelsäule

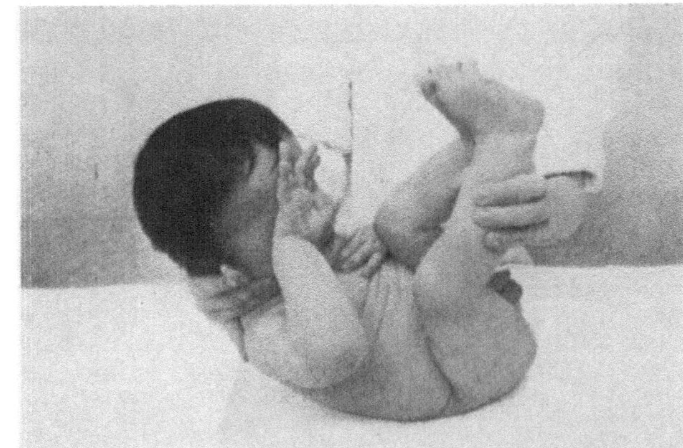

Die Schaukel

Die Brücke
Sie ist die Ausgangsstellung für eine kräftige Bauchmuskelübung: Kopf heben und zum Sitzen hochkommen.

Zur Kräftigung der Gesäßmuskeln

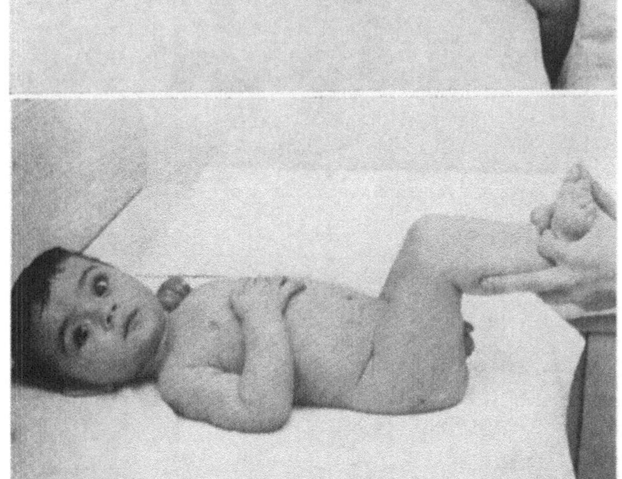

Wegstoßen der Beine

Abb. 5 a: Richtlinien zur Übungsbehandlung einer Säuglingsskoliose: Allgemeine Übungen, die 2mal täglich $^1/_2$ Stunde durchgeführt werden sollen.

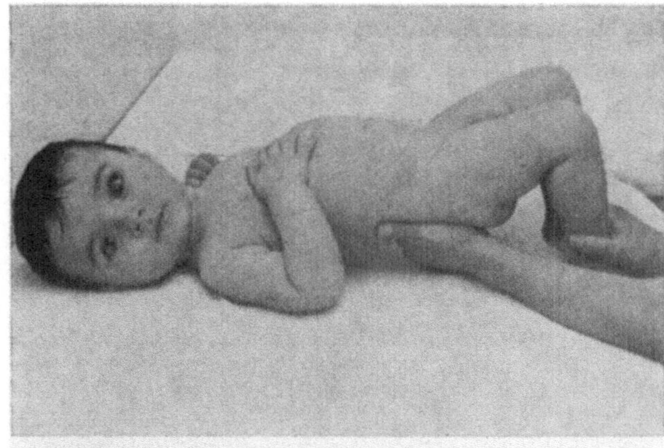

„Hopsen" bei angestellten Beinen

Zur Kräftigung der Bauchmuskeln

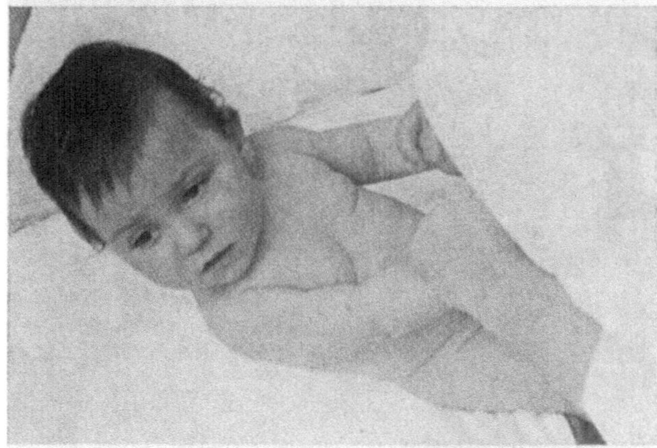

Hochkommen aus der Rückenlage

Zur Kräftigung der Rückenmuskeln

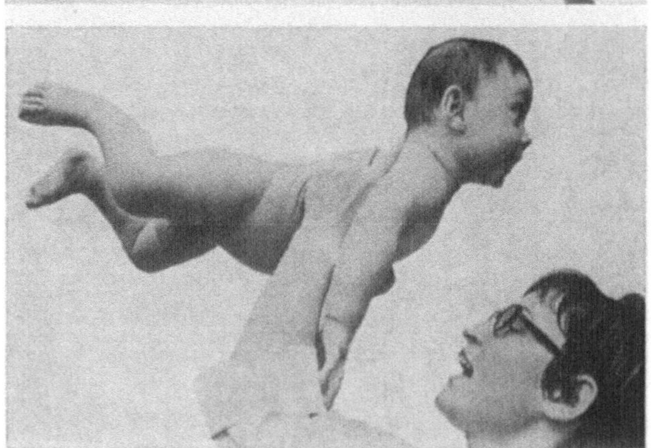

Der Flieger

Abb. 5 a: Richtlinien zur Übungsbehandlung einer Säuglingsskoliose.

Zur Lockerung der Wirbelsäule

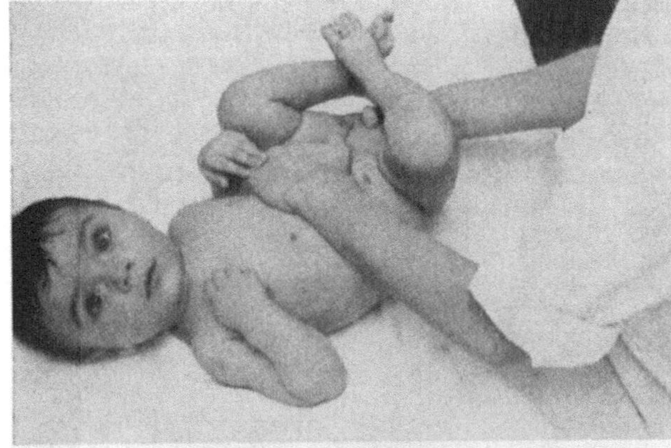

vom Becken her

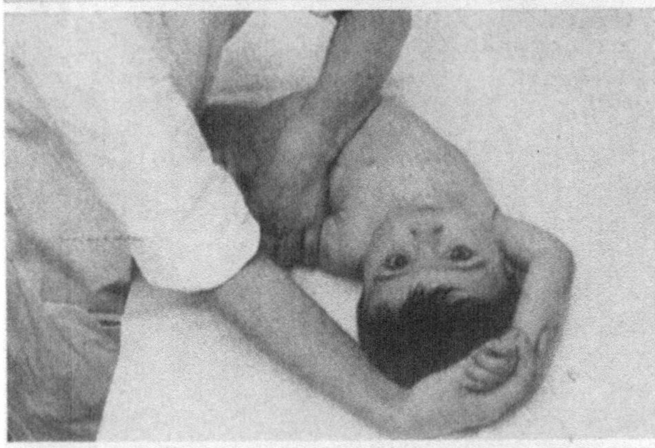

vom Brustkorb her

Zur Kräftigung der Rückenmuskeln

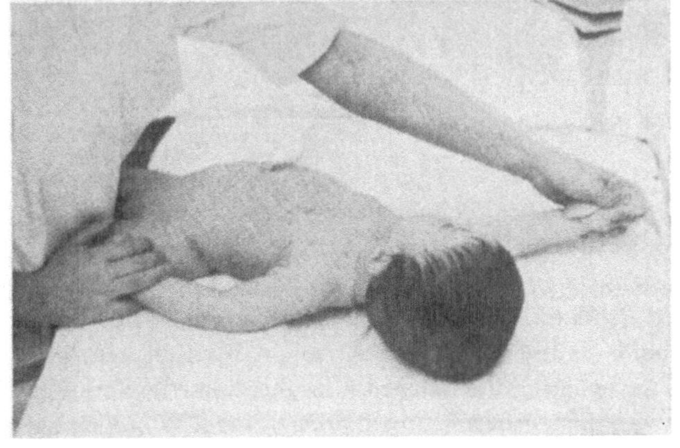

Hochgreifen der rechten Hand nach einem Spielzeug

Abb. 5 b: Richtlinien zur Übungsbehandlung einer Säuglingsskoliose: Spezielle Übungen gegen die Wirbelsäulenverbiegung nach links (gegen die linkskonvexe Skoliose).

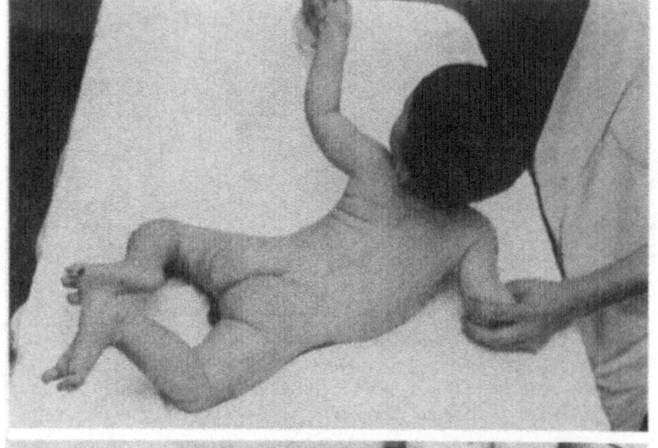

Die linke Hand greift zur Seite nach einem Spielzeug

Zur Kräftigung der Bauchmuskeln

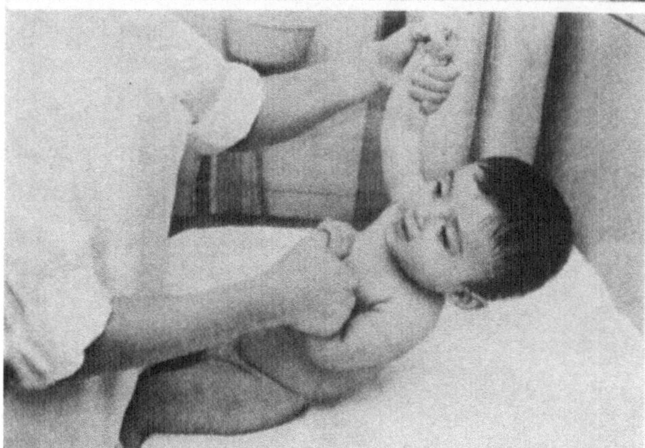

Das Kind kommt schräg zum Sitzen hoch.

Abb. 5 b: Richtlinien zur Übungsbehandlung einer Säuglingsskoliose.

zuführen. Wir ziehen hier die Lagerung mit redressierenden Gipsbetten vor (Abb. 6). Der Vorzug besteht in der guten Paßform der in der Narkose angefertigten Gipsbetten. Um den Halt des Beckens zu gewährleisten und die Lendenkrümmung auszugleichen ist es notwendig, beide Arme und Beine zu fixieren. Eine Pelotte am Kopfteil verhindert das Ausweichen. Wir versuchen die Wirbelsäule überzukorrigieren. Die Überkorrektur soll etwa 4 bis 6 Wochen eingehalten werden. Wenn eine gleichzeitige Kyphose vorhanden ist, wird diese bei der Anfertigung der Schale mit zu berücksichtigen sein. Die Kinder werden nur nachts in die Schale gelegt und bewegen

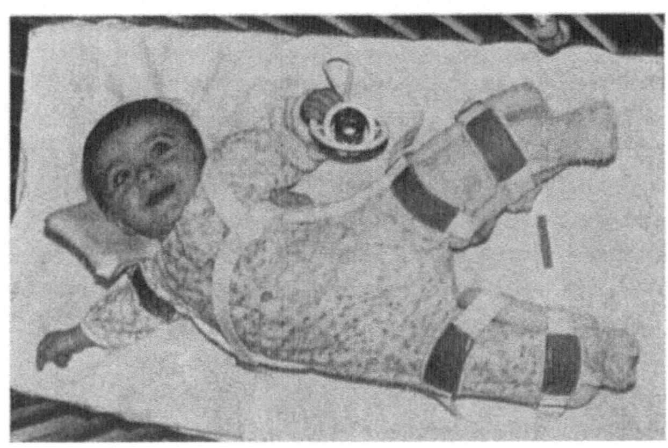

Abb. 6: Umkrümmende Gipsliegeschale zur Behandlung der Säuglingsskoliose.

sich tagsüber frei. Die Lagerung muß etwa 4 bis 6 Monate je nach Ausmaß der Skoliose durchgeführt werden, natürlich unter ständiger Kontrolle des Wachstums. Denn es hat sich gezeigt, daß auch durch die ständige Lagerung bei manchen Kindern bereits nach 6 Wochen eine gegensinnige Skoliose erreicht werden kann. Das Sitzen ist möglichst zu verhindern, wenn die Rückenmuskulatur nicht kräftig entwickelt ist. Das Stehen als aktiverer Vorgang erscheint uns weniger gefährlich. Gewöhnlich heilen die Säuglingsskoliosen bei intensiver Therapie etwa bis zum Abschluß des 2. Lebensjahres vollständig aus.

Prognose

Etwa 10% der Säuglingsskoliosen haben keine günstige Prognose. Bestehen noch über das 2. Lebensjahr hinaus Wirbelsäulen-Verkrümmungen, so muß man die Prognose als ernst ansehen. Loyd Roberts und Pichler berichten über 8%, Scott über 12 und Wright über 18% progredienter Säuglingsskoliosen.

James betont, daß von 212 strukturellen infantilen Skoliosen noch 77 mit entsprechender Behandlung ausheilten, während sich die restlichen jedoch als hochgradig progredient erwiesen. Die sogenannten infantilen Skoliosen sind u. E. meist nicht frühzeitig diagnostizierte oder noch nicht ausgeheilte Säuglingsskoliosen.

B. Juvenile Skoliosen

Den größten Teil juveniler Skoliosen stellen nichterkannte infantile bzw. Säuglingsskoliosen oder frühbeginnende Adoleszentenskoliosen dar. Ein geringerer Teil entwickelt sich als Folge dystrophischer Knochen- und Muskelerkrankungen, z. B. einer Polio, Neurofibromatose, einer Syringomyelie und dergleichen. Die Übergänge zwischen den Skoliosen verschiedener Zeitabschnitte sind fließend. Im wesentlichen ist therapeutisch bei den Skoliosen vom 3. bis 8. Lebensjahr folgendes zu berücksichtigen: alle Skoliosen, die in diesem Lebensalter eine deutliche Progredienz aufweisen, bedürfen einer ganz intensiven therapeutischen Behandlung und Überwachung des Krankheitsbildes. Meist ist es mit Gymnastik oder Gipsliegeschalen-Behandlung allein nicht getan. Gerade die krankengymnastische Behandlung kann bei schweren Formen der Progredienz durch Lockerung fixierter Abschnitte Vorschub leisten. Man darf sich in diesen Fällen nicht davor scheuen, bereits Kinder im Alter von 4 bis 5 Jahren durch eine äußere Stütze vor den verheerenden Folgen und vor dem Fortschreiten der Skoliose zu bewahren. Wir empfehlen in diesen Fällen das sogenannte Milwaukee-Korsett anzulegen, das ständig überwacht und dem fortschreitenden Wachstum angepaßt werden muß. Das bedeutet, daß mindestens alle 6 bis 12 Wochen eine entsprechende Kontrolle und evtl. ein Ausfahren des Korsetts vorgenommen wird. Dabei müssen Stellungskorrekturen sowie der Überhang besonders beachtet werden. Das Milwaukee-Korsett funktioniert nach dem Prinzip der aktiven Selbstaufrichtung. Eine passive Redression wird durch dieses Korsett nicht bewerkstelligt (s. u.).

C. Adoleszentenskoliose

Als besondere Gruppe ist die Adoleszentenskoliose anzusehen. Die Entstehung muß man sich in dem vorpubertären Wachstumsschub denken, auch wenn sie meist erst mit 12 bis 13 Jahren diagnostiziert wird. Die Ursachen sind verschieden. Die idiopathischen Skoliosen machen hier sicherlich 90% aus. Hiervon rekrutiert sich ein kleiner Teil aus den Skoliosen der infantilen und juvenilen Phase. Die Problematik der Skoliose ist vielfältiger als die der Säuglingsskoliosen. Bekannt sind die hochgradigen Verkrümmungen der Wirbelsäule und die erheblichen Thoraxdeformitäten, die das Leben der armen Geschöpfe nicht nur in psychischer Hinsicht, sondern auch gesundheitlich beeinflussen und die Lebenserwartung senken.

Diagnose

Wir finden hier alle die pathologisch-anatomischen Kriterien einer Skoliose in höchster Ausprägung. Die strukturellen Veränderungen haben durch das Fehlwachstum ein Höchstmaß erreicht: Man findet neben Rotation die Torsionsdeformierungen des Wirbelkörpers, Keil- und Schrägwirbel als wesentliche Merkmale der strukturellen Veränderungen.
Die Einteilung dieser Skoliosen erfolgt in c- und s-förmige, links- und rechtskonvexe, Dorsal- und Lumbalskoliosen. Es soll in diesem Rahmen hierauf nicht näher eingegangen werden. Es soll jedoch darauf hingewiesen werden, daß auffällig viele Adoleszentenskoliosen eine rechtskonvexe Einstellung im Dorsalbereich aufweisen. Interessant ist auch die Höhenlokalisation wegen der damit verbundenen Komplikation. Je nach Höhe der Krümmung muß mit verschiedenen Komplikationen im Laufe des Lebens gerechnet werden. Die Lumbalskoliose führt zu einer gestörten Statik und Dynamik und später infolge der Fehlstellung zu hartnäckigen Kreuzschmerzen. Die thorako-lumbale Skoliose führt insbesondere unter Rotation und Torsion der Wirbelkörper zu einer Mitdrehung der Rippen und deswegen zur Thoraxdeformierung, Beeinträchtigung von Lungen- und Herzfunktion. Die statischen Auswirkungen sind hier gering. Die Thorakalskoliose führt zu schwersten Deformierungen des Brustkorbes mit hochgradiger Einschränkung der Lungenfunktion und zur Herzschädigung.

Therapie

Für die Adoleszentenskoliose stehen uns folgende Möglichkeiten zur Behandlung offen:

1. die krankengymnastische Übungsbehandlung,
2. die Ausschaltung des Einflusses der Schwerkraft,
3. redressierende Behandlung,
4. Spondylodese.

Geringe Krümmungen können sich spontan zurückbilden, wenn die Kinder noch jung genug sind und entsprechende Potenzen in dem wachsenden Skelett stecken. Andererseits besteht aber auch gerade im frühkindlichen Alter eine Möglichkeit der Verschlimmerung. Man wird also erst mit *krankengymnastischen Übungen* und mit *Liegeschalen* versuchen, einen günstigen Einfluß auf das Wachstum der Wirbelsäule auszuüben. Durch eine horizontale Lage kann die Schwerkraft auf die Wirbelsäule genommen werden. Natürlich ist es nicht möglich, den Kindern auf die Dauer Bettruhe zu verordnen, die außerdem wegen zunehmender Schwäche der Rückenmuskulatur einen ungünstigen Einfluß hat. Man kann eventuell die Kinder dazu anhalten, Schularbeiten in Bauchlage zu machen. In allen Fällen ist eine Überwachung, d. h. halbjährliche Kontrolle der Wirbelsäule durch Röntgen-Ganzaufnahmen unbedingt erforderlich. Sollte die Primärkrümmung Werte von 25 bis 35° je nach Alter aufweisen, muß eine aktivere Therapie durchgeführt werden, vielleicht sogar kurze stationäre Aufenthalte in entsprechend ausgerüsteten Kliniken. Soweit eine Progredienz vorhanden ist, d. h. ein ständiger Krümmungszuwachs von mehr als 5 bis 10° pro 1/2 Jahr, ist höchste Alarmstufe gegeben. Hier ist es an der Zeit, die Kinder mit einem entsprechenden Korsett zu versorgen. Die abwartende Haltung lediglich unter Verordnung von krankengymnastischen Übungen und Gipsliegeschalen hat in diesen Fällen wenig Aussicht auf Erfolg.

Es ist bekannt, daß die Skoliose in ihrem Verlauf mit einigen Ausnahmen an das Wachstum der Wirbelsäule gebunden ist. Das Wachstum, besonders auch das der Wirbelsäule, erfolgt nicht gleichmäßig. Wir finden Zeitabschnitte verringerten und vermehrten Wachstums. Das pubertäre Wachstum ist hier von ganz besonderer Bedeutung für die Entwicklung der Skoliosen. Während des pubertären Wachstumsschubes kommt es unter Ein-

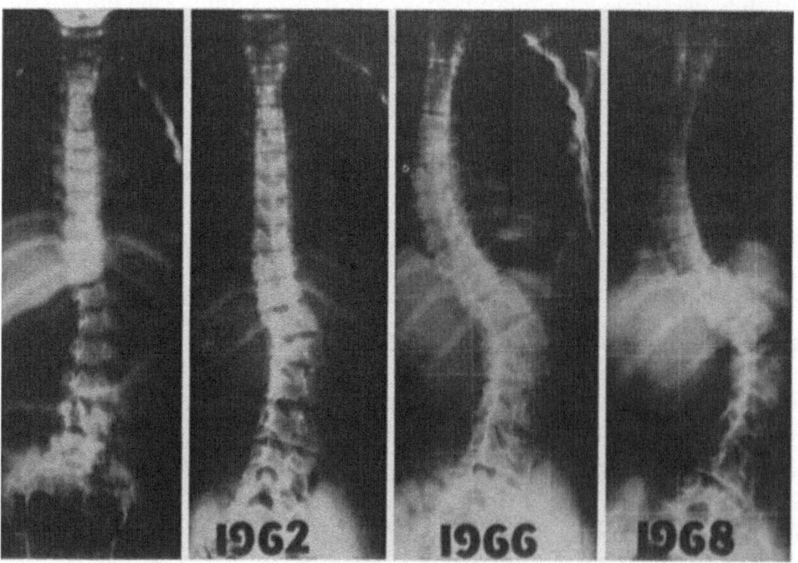

Abb. 7: Progredienz einer lumbalen Skoliose über einen Zeitraum von 10 Jahren.

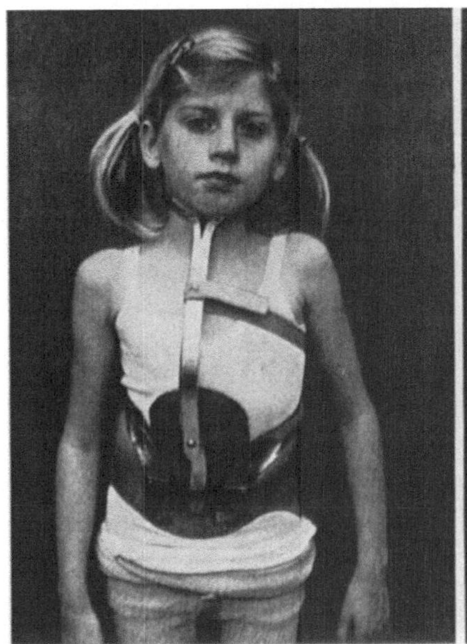
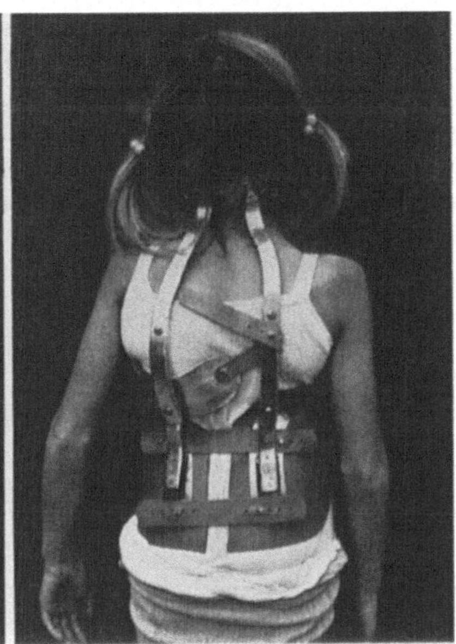

Abb. 8: Milwaukee-Korsett.

fluß des somatotropen Hormones zu einer Steigerung der epiphysären Wachstumsrate. Daran gekoppelt ist nicht selten die Verschlimmerung einer bereits bestehenden oder sich anbahnenden Verkrümmung der Wirbelsäule. Daraus ist ersichtlich, daß mit einer Verschlechterung der Wirbelsäulenhaltung bzw. mit einer Zunahme einer Skoliose zur Zeit eines Wachstumsschubes gerechnet werden muß (Abb. 7). Man sollte also durch entsprechende redressierende Maßnahmen oder äußere Stützen versuchen, das Fehlwachstum der Wirbelsäule mit dem bevorstehenden Wachstumsschub abzufangen.

Zur Aufrichtung einer Skoliose während des Wachstumes verwenden wir hauptsächlich das *Milwaukee-Korsett* (Abb. 8). Verschiedene Autoren (Moe u. a.) haben Dank dieses Korsettes wesentliche Redressionen struktureller Krümmungen erreichen können. Durch das zusätzliche Anbringen einer Pelotte kann gleichzeitig auch auf den Rippenbuckel Einfluß genommen werden. Wir verwenden es nach den Indikationen von Blount, Schmidt und Bidwell. Lacheretz und Mitarbeiter haben innerhalb von wenigen Monaten die Primärkrümmung fast um 50% verringern können. Mit zunehmendem Alter wird das Korsett naturgemäß weniger leistungsstark. Bei Kindern über 14 Jahren konnten sie auch nach längerer Zeit die Krümmung lediglich um 20% ausgleichen. Es hat den Vorteil, daß man es abnehmen und Körperpflege vornehmen kann. Außerdem ist es möglich, gleichzeitig eine krankengymnastische Behandlung durchzuführen. Die Lockerung der Wirbelsäule im Zusammenhang mit Kräftigung der Rückenmuskulatur stellt einen wesentlichen Bestandteil der Behandlung frühkindlicher und kindlicher Skoliosen dar. Mit zunehmendem Wachstum und Aufrichtung der Wirbelsäule durch Lockerung ist das Ausfahren der Stahlschienen unbedingt notwendig. Ein Problem wie auch bei sämtlich anderen redressierenden Gipsen stellen die drohenden Kieferdeformitäten und Okklusionsanomalien dar. Es ist deshalb die flache Kinnstütze erforderlich und der schalenförmig umfassenden Kinnstütze vorzuziehen. Sinn redressierender und krankengymnastischer Behandlungsmaßnahmen während des Wachstumes ist, die Progredienz zu verhindern, den Operationszeitpunkt hinauszuschieben und die praeoperative Ausgangssituation zu verbessern. Ziel wirbelsäulen-versteifender Operationen *(Spondylodese)* ist, das Korrekturergebnis aufrechtzuerhalten.

BLOUNT versucht jetzt allerdings durch rechtzeitiges Verordnen eines Milwaukee-Korsettes die Spondylodese überhaupt zu umgehen. Auch MOE versorgt das wachsende Kind mit einer leichten Primärkrümmung (von ca. 20 bis 60°) routinemäßig mit einem Milwaukee-Korsett. Bei guter Mitarbeit des Kindes und der Eltern sowie bei zusätzlicher Verordnung von krankengymnastischen Übungsbehandlungen kann er die Primärkrümmung auf nahezu 50% bis zum Abschluß des Wachstumes ausgleichen. Der durchschnittliche Korrekturverlust nach Abnahme des Korsettes beträgt weniger als 10°.

Die Frage, ob beim wachsenden Individuum, das nicht mit Milwaukee-Korsett versorgt wurde, einmal eine versteifende Operation notwendig sein wird, ist nicht immer klar vorauszusehen. Die Indikation zur Spondylodese ergibt sich aus der Prognose. Die Progredienz des Leidens hängt im wesentlichen vom Sitz der Primärkrümmung, von der Ätiologie der Skoliose und von dem Alter des Kindes ab. Wir wissen z. B., daß die rein lumbalen Skoliosen eine sehr gute Prognose haben. JAMES hat darauf hingewiesen, daß 90% der untersuchten Kinder nach Abschluß des Wachstumes eine Krümmung von weniger als 70° haben. Die Operation ist sehr oft nicht notwendig, da sich die Wirbelsäulenkrümmung des Lumbalbereiches statisch vielfach sehr gut ausgleichen kann. Im Gegensatz hierzu steht die Dorsalskoliose, besonders bei den idiopathischen und paralytischen Skoliosen. JAMES sagt, daß nur etwa 20% unter einem Winkel von 70°

bleiben. Wir wissen auch nach PONSETTI, daß Skoliosen mit einer Dorsalkrümmung von über 30° vor dem Wachstumsschub besonders progredient sind. Die *Ätiologie* spielt eine ganz wesentliche Rolle in der Progredienz. Die idiopathischen und Lähmungsskoliosen haben die ungünstigste Prognose. SCHEIER hat in der letzten Zeit darauf hingewiesen, daß die Zunahme der Krümmungen bei angeborenen Skoliosen nicht zu unterschätzen sei. Mit Abschluß des *Wachstumes* ist nur noch in wenigen Prozenten eine Verschlechterung der Wirbelsäulenkrümmung und Statik zu rechnen. ZAOUSSIS und JAMES haben eine Beziehung zwischen dem Risserzeichen und der Progredienz aufgestellt. Das Risser-Zeichen (Stadium I bis IV vom Auftreten bis zur Verschmelzung der Beckenkammapophyse) gibt einen Anhalt auf das Wachstum der Wirbelsäule. Nach der Verschmelzung der

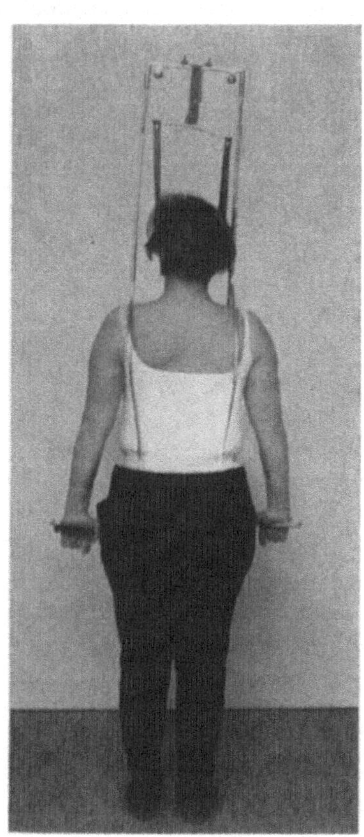

Abb. 9: Ducroquet-Korsett zur Lockerungsbehandlung der Skoliose.

Beckenkammapophyse wiesen noch fast 30% eine Verschlimmerung auf, davon jedoch nur 1% mehr als 15°. Das bezieht sich hauptsächlich auf die idiopathischen Skoliosen, die poliomyelitischen verhalten sich ähnlich. Nach Abschluß des Wachstumes ist also in den meisten Fällen eine Spondylodese nicht mehr erforderlich.

Die Indikation zur Wirbelsäulenversteifung ist gegeben bei schweren Skoliosen mit einem Erwartungswert von mehr als 50° (gemessen nach Ferguson), bei Lähmungsskoliosen, um diese wesentlich besser aufzurichten und bei dekompensierten Skoliosen, d. h. Skoliosen mit einem Überhang. Das günstigste Operationsalter liegt bei 10 bis 12 Jahren. Die Skepsis gegenüber der operativen Behandlung ist in den meisten Fällen nicht berechtigt. Es gibt natürlich auch einige Patienten, die nicht operiert werden können. Kontraindikationen werden in einem schlechten Allgemeinzustand, ungünstigen Nebenleiden, mangelnder aktiver Mitarbeit des Patienten, so bei psychomotorisch retardierten und debilen Kindern gesehen.

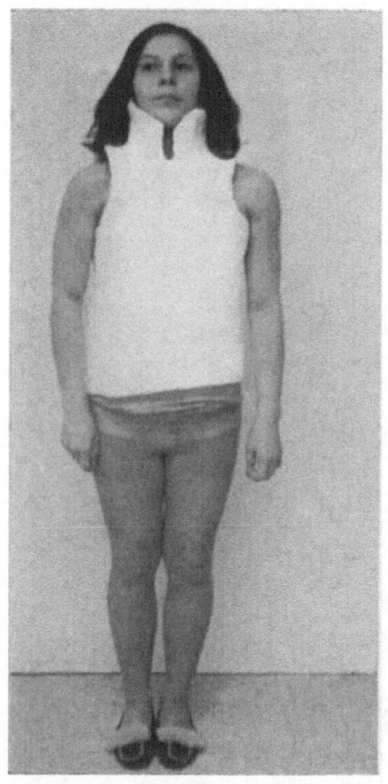

Abb. 10: Risser-Gips.

In allen diesen Fällen ist eine Versorgung mit einem äußeren Hilfsmittel angebracht (Stütz-, Hebel- oder Milwaukee-Korsett).
Das Ducroquet-Korsett wird von uns als vorbereitende Maßnahme zur Operation verordnet (Abb. 9). Es wird immer dann gegeben, wenn die bevorstehende Operation in Kürze zu erwarten ist. Sinn dieses Korsettes ist es, eine Lockerung der Wirbelsäule durch aktive Mitarbeit des Patienten

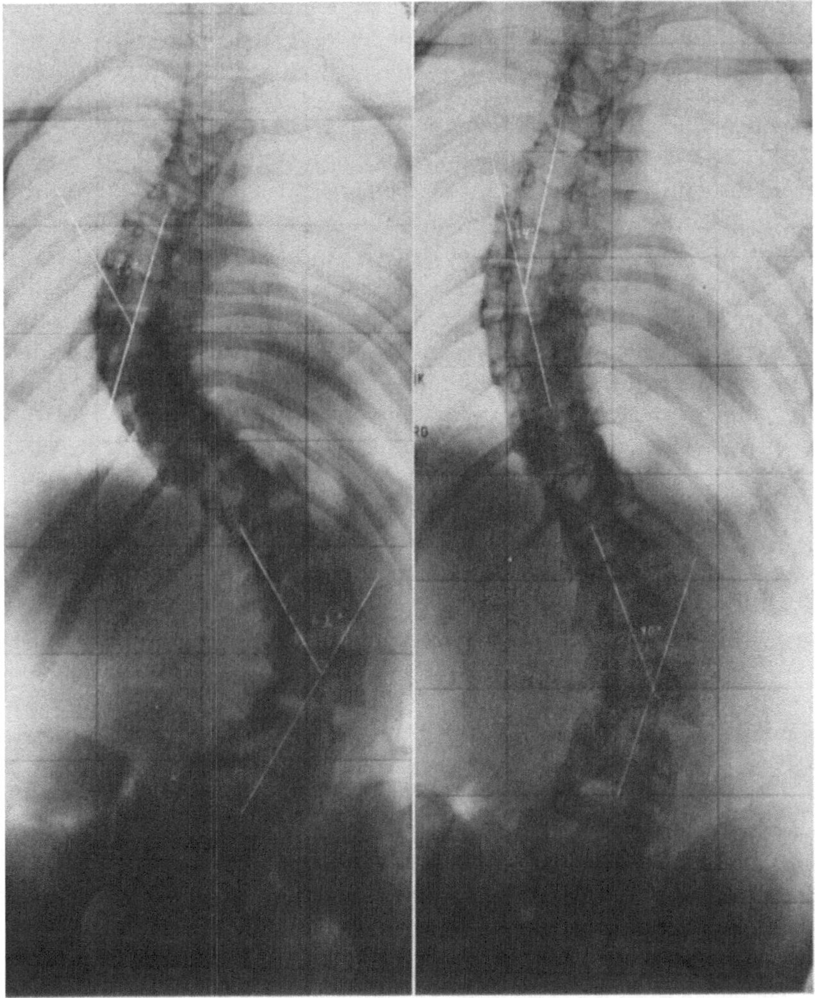

Abb. 11: Idiopathische Skoliose, die nach Risser-Gips spondylodesiert wurde.

zu erzielen. Die praeoperative Ausgradung der Wirbelsäule kann durch entsprechende Extensions-Quengel- oder Etappengipse wesentlich erleichtert werden. Das Ducroquet-Korsett ist als Dauerbehandlung nicht geeignet.
Die praeoperative Korrektur versuchen wir durch den Risser-Localizergips (Abb. 10) zu erzielen. Mit anderen Verfahren (Extensions-Derotations- und Flexionsgips nach Cotrel und dgl.) können ebenfalls gute Korrekturergebnisse erreicht werden. Der Grundgedanke ist, eine Zug-, eine Derotations- und eine Umbiegungswirkung kombiniert auszuüben. Der Localizer – eine Gipslongette mit dorsolateralem Druck – wird dem Thorax angelegt, wodurch ein gewisser Einfluß auf die Primärkrümmung und den Rippenbuckel genommen werden kann. Sehr oft bedarf es mehrerer Localizergipse, um eine ausreichende Korrektur zu erzielen, wobei auf die Vermeidung eines Überhanges hingearbeitet werden muß und die Wirbelsäule möglichst im Lot stehen soll. Die maximale Extension zum Ausgleich der Wirbelsäulenkrümmungen ist nicht immer von Vorteil. An Hand von 360 Skoliosen unserer Klinik haben wir die Erfahrung machen können, daß maximal korrigierte Skoliosen eher zu Pseudarthrosen und Ermüdungserscheinungen der Spondylodesemasse neigen. Das endgültige Resultat ist durch Korrekturverlust in vielen Fällen ungünstiger, wenn wir auf eine maximale Umkrümmung hinarbeiten.
Die Spondylodese erzielt in der *Technik nach* Risser-Hibbs gute Resultate (Abb. 11). Hibbs hatte sich auf die Verschiebung der Dornfortsätze und die Entnahme von Knochenspänen aus den Laminae beschränkt. Der Entknorpelung und Anfrischung der kleinen Wirbelgelenke (Risser) wird eine wesentliche Bedeutung bei der Senkung der Pseudarthrosenrate zuerkannt. Die Wirbelsäule muß postoperativ 1 J. im Rissergips ruhiggestellt werden.
Der beratende und behandelnde Arzt muß die Patienten und Angehörigen auf die Komplikationen aufmerksam machen, die die Spondylodese in wenigen Fällen mit sich bringen kann. So müssen wir z. B. in der Vorbereitungsphase mit Decubitalgeschwüren durch den Gips rechnen. Es besteht nach der Operation das Risiko eines Korrekturverlustes, wenn es zur Spanpseudarthrose oder zur Ermüdungsfraktur kommt. Dann wird eine erneute Operation notwendig werden. Die Wachstumsverzögerung des spondylodesierten Wirbelsäulenabschnittes wird durch die Aufrichtung der Wirbelsäule praktisch immer kompensiert. Schwerwiegend sind die Komplikationen, wenn eine Thrombosierung der Arterie spinalis, epi- oder intramedulläre Blutungen oder ein direktes Rückenmarktrauma eine Querschnittslähmung setzt. Diese Komplikationen sind einige Male in der Literatur beschrieben worden.

Aus der Orthopädischen Klinik und Poliklinik der Universität Heidelberg
(Direktor: Prof. Dr. H. COTTA)

Diagnose und Therapie des lumbalen Bandscheibenschadens

Von W. PUHL

Eine außerordentlich große Patientengruppe sucht den Arzt wegen Rückenschmerzen oder in die Extremitäten ausstrahlenden Schmerzen unterschiedlichster Lokalisation, Ausbreitung und Intensität auf. 60% aller Rentenanträge werden wegen Wirbelsäulenbeschwerden gestellt, davon 85% wegen Schäden im Bereich des Bewegungssegmentes (A. FÜRMAIER).
Seit den grundlegenden Untersuchungen SCHMORLS ist es gesichert, daß diese Beschwerdekomplexe ihre Ursache in einem Bandscheibenschaden haben können. Die Kenntnis dieser Möglichkeit erlaubt eine gezieltere Diagnostik und Therapie.
Die Auswirkung eines Bandscheibenschadens kann nur verstanden werden, wenn die **Anatomie der Wirbelsäule,** ihrer Bänder und Muskeln bekannt ist.
Die Wirbelkörper werden ab C 2 caudalwärts durch die Zwischenwirbelscheiben getrennt. Während ventral, im statischen Anteil der Wirbelsäule, benachbarte Wirbel also durch die Bandscheibe in mittelbarem Kontakt stehen, kommen sie im hinteren dynamischen Anteil der Wirbelsäule im Bereich der Wirbelbogengelenke in unmittelbaren Kontakt. Die im gesunden Zustand prallelastische *Zwischenwirbelscheibe ist bestrebt, die Wirbel auseinanderzudrängen.* Die *Fixierung der Wirbel gegeneinander wird durch Muskulatur und Bänder erreicht.*
Ventral ist das *Ligamentum longitudinale commune ventrale* zu nennen, das sich an den Wirbelkörpern fest anheftet, an der Bandscheibe jedoch nur locker fixiert ist. An der Rückseite der Wirbelkörper zieht das *Ligamentum longitudinale dorsale,* das einen festen Kontakt zum Randleistenanulus mit fächerförmiger Erweiterung zeigt und nur geringen Kontakt zum Wirbelkörper hat. Das *Ligamentum flavum* verbindet die Wirbelbögen miteinander und gewinnt in seinen seitlichen Anteilen Beziehung zum Zwischenwirbelloch. Es sind weiter der *Kapsel-Bandapparat der Wirbelbogengelenke* und die *Ligamenta inter-* und *supraspinalia* zu nennen.

Die auf die Wirbelsäule einwirkende Muskulatur ermöglicht die fein abgestufte und sinnvoll koordinierte Bewegung der Wirbelsäule in ihrer Gesamtheit.

Die Reihe der *Wirbelbögen bildet ein Rohr,* in dem sich das Rückenmark befindet. Die *peripheren Nerven verlassen den Wirbelkanal durch die Foramina intervertebralia,* kurze Kanäle, die den Wirbelkanal mit der Regio paravertebralis verbinden und in denen sich, in Fett und Bindegewebe eingebettet, Spinalnerven, Arterien und Venengeflechte befinden. Die *Foramina* werden cranial und caudal von den *Incisurae vertebralis inferioris et superioris* gebildet, dorsal werden sie von den *Gelenkfortsätzen* umfaßt, dorsolateral vom *Lingamentum flavum* erreicht und ventromedial haben sie Beziehung zu den beiden *Wirbelkörpern* und der sie verbindenden *Zwischenwirbelscheibe.*

Die *Lage der Spinalganglien in den Foramina intervertebralia* wird von Stellung, Weite und Länge der Zwischenwirbellöcher, die sich in den verschiedenen Abschnitten der Wirbelsäule ändern und vom Ascensus medullae bestimmt. Dies ist für die mögliche Irritation der Nerven durch Bandscheibenvorfälle von Bedeutung. Im Bereich der Halswirbelsäule

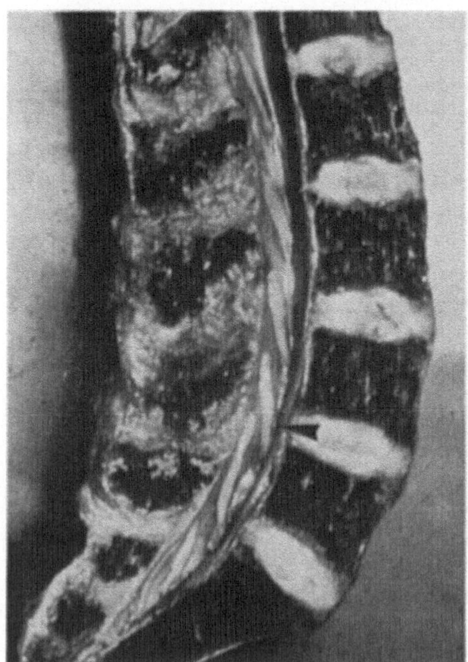

Abb. 1: Der Sagittalschnitt durch eine Lendenwirbelsäule eines Erwachsenen zeigt den steil absteigenden Verlauf der segmentalen Nerven im Wirbelkanal. Es wird deutlich, daß ein Bandscheibenvorfall nach hinten nicht nur einen sondern evtl. 2 Nerven durch Druck schädigen kann.

liegen die Spinalnerven zentral, im Bereich der Brust-, stärker noch im Bereich der Lendenwirbelsäule jedoch liegen die steil absteigenden Wurzeln in der oberen Ausbuchtung der Zwischenwirbellöcher.

Eine anatomische Besonderheit ergibt sich im Bereich der Halswirbelsäule durch die sogenannten Processus uncinati. Die craniale Fläche der Halswirbelkörper ist sattelförmig und zeigt nach lateral die genannten Prozessus. Durch diese seitliche Überhöhung des Wirbelkörpers kommt die Bandscheibe nicht in so ausgedehnte Beziehung zum Foramen intervertebrale wie dies im Bereich der abhängigen Wirbelsäulenpartien der Fall ist. Es ergibt sich dadurch aber andererseits beim Auftreten einer Uncovertebralarthrose mit Randzackenbildungen die Möglichkeit zur Irritation der Nervenwurzeln oder aber der Arteria vertebralis.

Im Bereich der Lendenwirbelsäule ist von Bedeutung, daß die Foramina intervertebralia in ihrer Weite nach caudal abnehmen, während sich das Kaliber der durchtretenden Lumbalnerven umgekehrt verhält, d. h. sie nehmen von cranial nach caudal an Stärke zu.

Die Stellung der Wirbelbogengelenke wechselt von einer nahezu frontalen im Bereich der Halswirbelsäule bis zu einer nahezu sagittalen Einstellung im Bereich der Lendenwirbelsäule. Die entsprechend der möglichen Bewegung unterschiedlich weite Gelenkkapsel ist außerordentlich gut mit sensiblen Fasern versorgt. Vergleichbar dem Kniegelenk werden Menisci gefunden.

Die **Zwischenwirbelscheibe** besteht aus einem geringgradig exzentrisch, und zwar nach dorsal gelegenen *Nucleus pulposus,* der ein Überbleibsel der Cauda dorsalis darstellt und dem *Anulus fibrosus,* der sich mit seinem Randleistenanteil fest an den benachbarten Wirbelkörpern verankert. In der Embryonalzeit und beim Kleinkind ist eine Gefäßversorgung der Bandscheibe von dorsal und dorso-lateral nachweisbar, die jedoch sehr früh verschwindet. An die Stelle der obliterierten Gefäße tritt Narbengewebe. So ist also die Zwischenwirbelscheibe sehr bald auf die Ernährung und den Abtransport von Stoffwechselschlacken durch Diffusion angewiesen. Der Nucleus pulposus liegt im Zentrum des Bewegungssegmentes, das heißt, etwa in der Mitte einer Verbindungslinie zwischen vorderer Wirbelkörperkante und Wirbelbogengelenk. Er enthält in einer gelartigen Grundmasse vereinzelt kollagene Fasern und Zellgruppen, die am ehesten als Knorpelzellen angesprochen werden können. Der *Wassergehalt der Zwischenwirbelscheibe ist beim Neugeborenen mit 88%* *sehr hoch* und *sinkt im Laufe des Lebens bis auf Werte um 70%* *ab* (KEYES und COMPERE, zit. bei SCHMORL-JUNGHANNS).

Durch den zunächst hohen Wassergehalt des Nucleus pulposus – aber auch des Anulus fibrosus – zeigt die Bandscheibe einen erheblichen Innendruck, der sie in die Lage versetzt, die beiden angrenzenden Wirbelkörper auseinanderzudrängen und auf das Bewegungssegment einwirkende Kräfte federnd abzufangen. Die intakte, turgeszente Zwischenwirbelscheibe schützt also einerseits die Wirbelkörper vor überschießenden Belastungen und erreicht andererseits durch Aufrechterhaltung der Höhe des Zwischenwirbelraumes die nahezu gleichbleibende Weite des Zwischenwirbelloches und die regelrechte Stellung der Wirbelbogengelenke.

Die besondere Ernährungssituation und die hohe statische und funktionelle Beanspruchung bedingen, daß das *Zwischenwirbelscheibengewebe frühzeitig ausgedehnten Veränderungen im Sinne katabiotischer Umwandlung unterliegt.* JUNGHANNS ist auf Grund umfangreicher Untersuchungen der Meinung, daß es jenseits des 30. Lebensjahres kaum mehr eine Wirbelsäule gibt, bei der alle Zwischenwirbelscheiben unverändert sind. Für die noch zu besprechenden Veränderungen werden außer den obengenannten Faktoren Anlagefehler der Wirbelsäule, Wachstumsstörungen, Störungen des intermediären Stoffwechsels, wie z. B. Alkaptonurie, weiter Hypoxämie (BÜCHNER), hyperergische Reaktionen (FUDALLA) und Störungen des Hyaluronidase-Hyaluron-Gleichgewichtes (BERCOVICI-PARASCHEVESCO) genannt.

Daß Traumata bei einer Wirbelluxation oder einer Wirbelkörperfraktur mit Bandscheibenbeteiligung sowie Entzündungen einen Bandscheibenschaden bedingen können, ist selbstverständlich. JUNGHANNS stellt chronische Überlastungsschäden unterschiedlichster Art in den Vordergrund. In der überwiegenden Mehrzahl der Fälle sind die Bandscheibenveränderungen in der Kontinua eines schicksalsmäßigen Ablaufes zu sehen.

Was auch immer die Ursache sein mag, es kommt zu *biochemischen Veränderungen* im Bereich der Bandscheibe, zum *Verschleiß des Gewebsaufbaues* und damit verbunden zum *Wasserverlust.*

Der Wasserverlust seinerseits bedingt eine *Verminderung des Spannungsdruckes,* d. h. die Bandscheibe verliert allmählich ihre Fähigkeit, wie ein prallelastisches Puffersystem zu wirken. NACHEMSON (zit. bei SCHMORL-JUNGHANNS) fand bei mäßigen Verschleißerscheinungen eine Minderung des Spannungsdruckes um 30%. Ein Schnitt durch eine bereits veränderte Zwischenwirbelscheibe zeigt gelbe bis graue Verfärbung des Gewebes und die unterschiedlich stark ausgeprägte Erweiterung des zwiebelschalenartigen Höhlensystems des Gallertkernes. Es bilden sich Spalten aus, die in den Faserring ausstrahlen können. Die mikroskopische und makroskopische Zerstörung des Bandscheibengefüges kann Nucleus pulposus und Anulus fibrosus einzeln oder beide gemeinsam betreffen. Bei den oft nach dorsal und dorso-lateral gerichteten Spalten scheint die schon erwähnte Rückbildung embryonaler Blutgefäße an dieser Stelle eine Rolle zu spielen, indem die nach Rückbildung der Gefäße verbleibenden Narben einen Locus minoris resistentiae darstellen.

Die geschilderten pathologisch-anatomischen Veränderungen werden als **Chondrose** bezeichnet. Ist sie entsprechend stark ausgebildet, so kann sie im Röntgenbild an der Höhenminderung des Zwischenwirbelraumes, evtl.

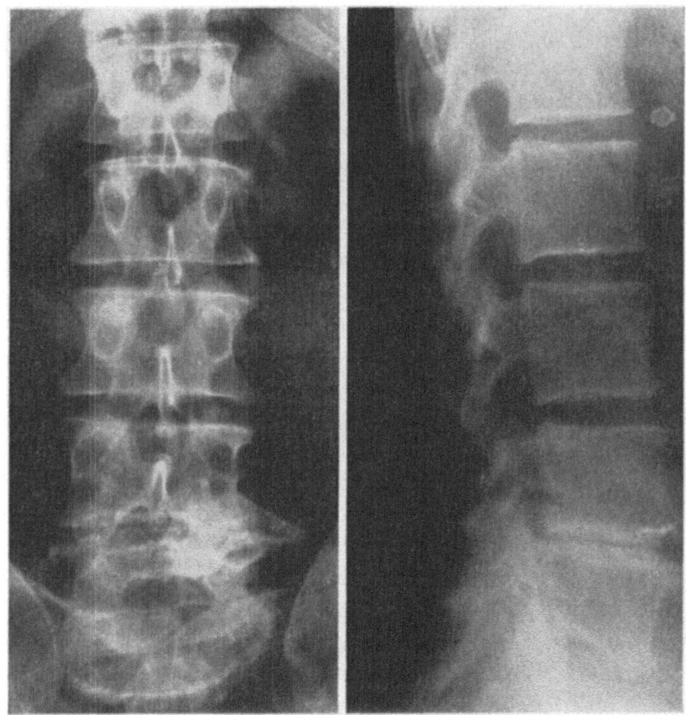

Abb. 2: Osteochondrose L 4/L 5: Der Zwischenwirbelraum ist hochgradig höhengemindert, die Grundplatte des 4. LWK und Deckplatte des 5. LWK in ihren Konturen verwachsen, der angrenzende Wirbelsäulenkörperanteil zeigt vermehrte Sklerosierung. Das Röntgenbild zeigt im übrigen im Bereich L 2/L 3, L 3/L 4, L 4/L 5 spondylotische Randzacken. In Höhe L 4/L 5 links haben die spondylotischen Zacken zu einer Verklammerung der Wirbelkörper geführt.

auch an der Retrolisthese des cranial benachbarten Wirbels und auf Funktionsaufnahmen an der vermehrten pathologischen Beweglichkeit im Bewegungssegment erkannt werden.

Schreiten die regressiven Veränderungen weiter fort, so werden auf die Wirbelsäule einwirkende Kräfte immer mehr ungedämpft die Wirbelkörper treffen. Die knorpeligen Deck- und Endplatten degenerieren, und der subchondrale Knochen versucht sich der neuen Belastung durch Sklerosierung anzugleichen. Zu diesem Zeitpunkt wölbt sich der Randleistenanulus oft deutlich über die Wirbelkörperkante vor, während das Bandscheibengewebe im Innern häufig in zahlreichen Sequestern vorliegt.

Das Röntgenbild zeigt neben den *Zeichen der Chondrose* die *Verdichtung der bandscheibennahen Knochenstrukturen* bei *verwaschener Zeichnung der Deck- und Endplatten.* Liegt dieses röntgenologische Bild vor, so spricht man von **Osteochondrose.**

Die entstehende Instabilitas intervertebralis, d. h. die pathologische Lockerung im Bewegungssegment, kann zunächst durch eine voll funktionstüchtige Muskulatur kompensiert werden. Es liegen zu diesem Zeitpunkt zwar pathologisch-anatomisch deutliche Veränderungen vor, die röntgenologisch in der beschriebenen Weise nachweisbar sind, aber sie haben noch nicht zu für den Träger merkbaren Veränderungen im Sinne von Leistungsminderung oder Schmerz geführt.

Aus dieser **Instabilitas latens** (JUNGHANNS) kann aber jederzeit durch einen *„Zusatzimpuls"*, sei er mechanisch, allergisch, thermisch, toxisch, klimatisch, endokrin oder psychisch eine Dekompensation folgen, d. h. eine für den Patienten **fühlbare Leistungsschwäche** auftreten. Mechanische Zusatzimpulse werden dabei von dem Patienten, einem verständlichen Kausalitätsbedürfnis folgend, oft als Unfallzusammenhang vorgebracht. Um eine mögliche spätere Begutachtung zu erleichtern, ist deshalb eine exakte Anamnese von entscheidender Bedeutung. In der überwiegenden Mehrzahl der Fälle entwickeln sich die *ersten subjektiven Symptome* bei Belastungen des täglichen Lebens. Anamnestisch werden Drehungen des Rumpfes, Fahren im Auto auf unebener Straße, Aufrichten aus gebückter Haltung oder eine einseitige unphysiologische Haltung, wie sie oft am Arbeitsplatz vorkommt, genannt. Feuchte Kälte kann über die Irritation von Blutgefäßen und Nerven, aber auch durch direkten Angriff am Muskel zu Verspannungen der paravertebralen Muskulatur führen, so daß das für die Kompensation nötige muskuläre Gleichgewicht gestört wird.

Die entstandene, dem Patienten bewußt gewordene **Instabilitas intervertebralis wird von** JUNGHANNS **in drei Gruppen unterteilt.**

Wir folgen dieser Einteilung, weil sie eine übersichtliche Darstellung der komplexen Vorgänge ermöglicht.

Die **1. Gruppe** beinhaltet die Veränderungen und Beschwerden in unmittelbarer Nachbarschaft des betroffenen Bewegungssegmentes. In der **2. Gruppe** finden sich die auf dem Blut- oder Nervenweg fortgeleiteten spondylogenen Symptome. In der **3. Gruppe** finden sich verselbständigte spondylogene Erkrankungen, die sich aus der 2. Gruppe ergeben.

Da **bei bestehender Chondrose oder Osteochondrose** die *Bewegungen im Segment ungedämpft, überschießend* und zum Teil *unkoordiniert* sind, kommt es zur *unphysiologischen Beanspruchung des Bandapparates der Wirbelsäule* und *der Kapsel der Wirbelbogengelenke.* Hierdurch können sensible Nervenendigungen erregt werden, es kommt zur Schmerzempfindung, die über den Nervus sinuvertebralis bzw. recurrens geleitet wird. Dem Schmerzereignis folgt über den Ramus dorsalis die verstärkte Innervation der benachbarten Rückenmuskulatur. Klinisch ist ein *Hartspann* nachweisbar. Damit ist der betroffene Wirbelsäulenbezirk zunächst von weiteren Bewegungen ausgeschlossen. Tritt dieser Vorgang gehäuft auf, so kann es zur Ausbildung von Myogelosen kommen.

Der Patient erkennt im allgemeinen sehr schnell die Haltungen und Bewegungen, die zu dem Schmerzereignis führen und versucht, diesen Impulsen auszuweichen. Hierdurch jedoch wird möglicherweise die antagonistische Muskelgruppe überbelastet, so daß sie ebenfalls mit schmerzhaften Verspannungen reagiert. Dieses **vertebrale Syndrom** ist im Bereich der Halswirbelsäule als *Nackensteife,* im Bereich der Brustwirbelsäule als *Schmerz zwischen den Schulterblättern* und im Bereich der Lendenwirbelsäule als *Lumbago* bekannt.

Kommt es sehr plötzlich zu diesen Erscheinungen, so spricht man von akutem Torticollis oder akuter Lumbago. Das *plötzliche Schmerzereignis,* verbunden mit *Bewegungssperre* bei *Fehlhaltung* wird heute allgemein als **„Wirbelblockierung"** bezeichnet. ZUCKSCHWERDT und Mitarbeiter haben sich hiermit intensiv auseinandergesetzt. Pathogenetisch bestehen bei der Wirbelblockierung zwei Möglichkeiten: Einerseits kann sich ein Bandscheibensequester im Zwischenwirbelraum verwerfen und einklemmen, so daß die Rückkehr des Wirbelkörpers in die Ausgangslage nicht möglich ist. Andererseits, und es erscheint wahrscheinlicher, kann es bei der Lockerung im Bewegungssegment durch unkoordinierte Bewegungen zur plötzlichen Einklemmung des Meniskus oder der Kapsel zwischen den Gelenkflächen des Wirbelbogengelenkes kommen. Weitere Bewegungsversuche führen zur Kapselzerrung, damit verbunden zu heftigster Schmerzsensation mit augenblicklicher reflektorischer Verspannung der paravertebralen Muskulatur und zunächst fixierter Fehlhaltung der Wirbelsäule. Der genannte Mechanismus erklärt das oft verblüffende Ansprechen dieses Beschwerdebildes auf chiropraktische Maßnahmen. Gelingt es, die intraarticuläre Verklemmung zu lösen, so fällt der Schmerzreiz weg und die Bewegung wird frei, da sich die einseitige Muskelverspannung zurückbildet.

Nach unterschiedlich langer Zeit können allmählich oder plötzlich zu den genannten vertebralen und paravertebralen Symptomen **fortgeleitete Beschwerden** auftreten.

1. Kann die unphysiologische Beanspruchung des Wirbelbogengelenkes zu Arthrose und Kapselreizung führen, die mit in die Peripherie ausstrahlenden Schmerzen verbunden sein können. Dies wurde durch Punktion der Wirbelbogengelenke erwiesen.
2. Kann das Foramen intervertebrale, bedingt durch das Aneinanderrükken der Wirbel, soweit eingeengt werden, daß ein Druck auf die Nervenwurzel entsteht.
3. Kann es zur Verlagerung von Bandscheibenmaterial aus dem Zwischenwirbelraum heraus kommen, wodurch die Möglichkeit der Rückenmark- und Nervenschädigung gegeben ist.

Da die **Verlagerung des Bandscheibenmaterials** eine häufige und komplikationsreiche Folge der Chondrose darstellt, soll sie ausführlicher dargestellt werden.

Die Voraussetzung für eine Verlagerung eines Teiles der Bandscheibe ist der federnde Druck einer gewissen Menge noch unveränderten elastischen Gewebes. So erklärt es sich, daß Bandscheibenvorfälle nicht etwa im hohen Alter, sondern *gehäuft zwischen dem 25. und 45. Lebensjahr* beobachtet werden, mit einem überwiegenden Befall der *beiden unteren Lendenbandscheiben*, was sich aus der besonderen statischen und funktionellen Belastung dieser Region ergibt. Ob im Einzelfall Nucleus-pulposus-Anteile oder solche des Anulus fibrosus oder beide gemeinsam prolabieren, kann erst die postoperative histologische Untersuchung zeigen. Aus diesem Grunde sollte man nicht vom Nucleus pulposus-Prolaps, sondern vom **Bandscheibenvorfall** oder **Diskusprolaps** sprechen.

Wohin kann das Gewebe verlagert werden und welches klinische bzw. röntgenologische Bild folgt daraus?

Kommt es zur Verlagerung *nach cranial oder caudal,* also durch die knorpeligen Abschlußplatten in den Wirbelkörper hinein, so entsteht das typische Bild der **Schmorlschen Knorpelknötchen.** Dringt das Gewebe nach *ventral oder lateral* vor, so kommt es durch eine überhöhte Zugbelastung an den Ansatzstellen des Randleistenanulus oder des vorderen Längsbandes zum röntgenologischen Bild der **Spondylosis deformans.** Wird das Zwischenwirbelscheibengewebe jedoch nach *dorsal* verlagert, so kann es das

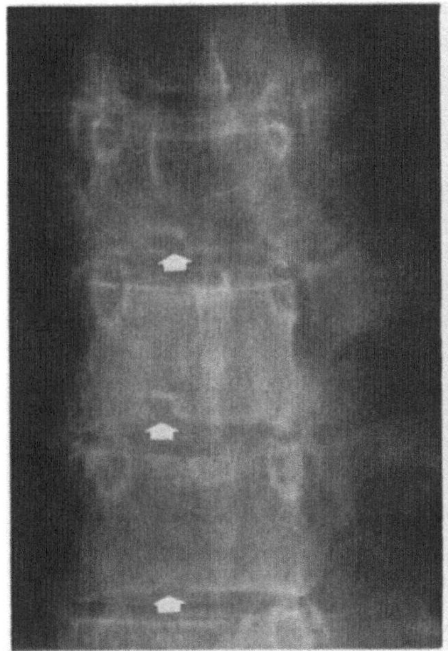

Abb. 3: Röntgenologisches Bild der Verlagerung von Bandscheibenmaterial in den Wirbelkörper (Schmorlsches Knorpelknötchen). Kontur der Grundplatte ist unterbrochen, die Lage des prolabierten Bandscheibengewebes im Wirbelkörper an einer Aufhellung und abgrenzenden Sklerosierung der Knochenstruktur erkennbar.

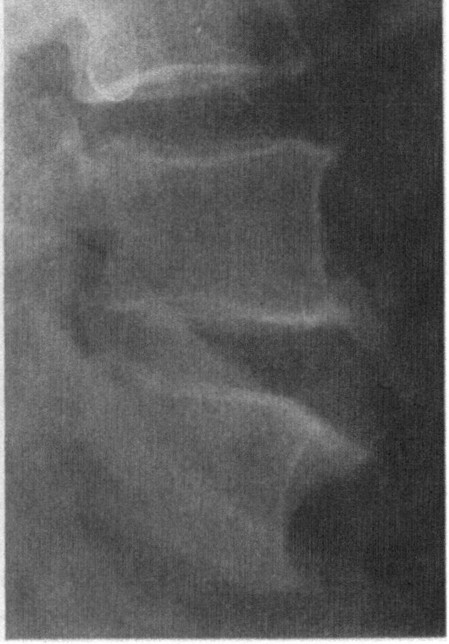

Abb. 4: Spondylosis deformans. Das Röntgenbild zeigt deutlich, daß die knöchernen Randzacken nicht direkt im Bereich der Wirbelkörperkante sondern dort beginnen, wo sich das vordere Längsband unter dem Druck des sich vorschiebenden Bandscheibengewebes vom Wirbelkörper ablöst.

Rückenmark durch Druck schädigen und eine der Höhe und Ausdehnung entsprechende **neurologische Symptomatik** verursachen. Ist der Vorfall nach *dorso-lateral* gerichtet, so wird er das Zwischenwirbelloch einengen und so den hier liegenden **Nerv** schädigen. Die bei der Chondrose durch ossäre Einengung der Foramina intervertebralia, Ödembildung im Bereich des hier liegenden lockeren Binde- und Fettgewebes oder auch Wurzelvaricosis oft schon vorhandene relative Raumnot wird so zur absoluten.

Der Bandscheibenvorfall nach dorsal und dorso-lateral kann in unterschiedlicher Ausprägung vorliegen. Wird der unverletzte Anulus fibrosus lediglich vorgewölbt, so spricht man von *Protrusio*. Kommt es zur Zerreißung des Anulus fibrosus und zum *Vordringen von Bandscheibengewebe aus dem Zwischenwirbelraum heraus*, so besteht die Möglichkeit, daß das prolabierte Gewebe abhängig von der Wirbelsäuleneinstellung aus dem Zwischenwirbelraum herausgepreßt wird oder wieder in den Zwischenwirbelraum hineingleitet. Oftmals ist das prolabierte Bandscheibengewebe jedoch fest fixiert, so daß eine Reposition unmöglich ist. Letztlich kann es auch zum freien Vorfall kommen, wenn ein Bandscheibensequester vollständig aus dem Zwischenwirbelraum heraus verlagert wird.

Ein bereits eingeleiteter Vorfall, der eventuell schon ein klinisches Bild verursachte, muß nicht alle Phasen von der Protrusion bis zum freien Vorfall durchlaufen. Der Prozeß kann auf jeder Stufe stehen bleiben, wenn der Vorgang der Sequestrierung und Gewebsverschiebung zum Stillstand kommt, oder wenn durch Einwucherung von Gefäßbindegewebe in den Zwischenwirbelraum hinein eine fibröse Versteifung eintritt.

Auch die Verklammerung der Wirbel gegeneinander durch spondylotische Randzacken kann die Belastung vom Bewegungssegment nehmen, so daß eine Gewebsverlagerung nicht mehr eintreten kann.

Bei dem bestehenden Vorfall ist klinisch auch eine Selbstheilung möglich, wenn entweder der Vorfall oder die Wurzel ausweichen können.

Da im Bereich der Lendenwirbelsäule die Nervenwurzeln schräg absteigend im Wirbelkanal verlaufen, besteht die Möglichkeit, daß eine Diskushernie mehrere Wurzeln schädigen kann (Abb. 1).

Aus den oben dargestellten Gegebenheiten ergibt sich folgerichtig die Diagnose der dorsalen und dorsolateralen Diskushernie.

Kommt es durch eine **median gelegene Hernie** zum Druck auf das Rückenmark oder die Cauda equina, so wird eine unterschiedlich ausgeprägte *Querschnittssymptomatik* resultieren. Besonders zu achten ist auf Sensibilitätsstörungen vom Reithosentyp und Blasen-Mastdarm-Störungen. Ein **mehr lateral gelegener Vorfall** wird im Bereich des Zwischenwirbelloches die *segmentale Nervenwurzel schädigen,* wobei sensible und motorische Fasern gemeinsam oder getrennt betroffen sein können. Es resultieren so entsprechende Symptome in deren Ausbreitungs- bzw. Innervationsgebiet.

Wesentlich für die Diagnose und Differentialdiagnose des Bandscheibenvorfalles ist die **Anamnese:** Bei der Erhebung der Anamnese sind zwei Symptomenkomplexe zu unterscheiden. Einerseits ist das *vertebrale Syndrom — Schmerzen, Bewegungseinschränkung* und *Fehlhaltung* — andererseits das *radiculäre Syndrom — ausstrahlende Schmerzen* sowie *sensible* und *motorische Störungen* — voneinander zu trennen. Die Patienten klagen über allmählich auftretende intermittierende, unterschiedlich heftige, örtlich begrenzte oder ausstrahlende Schmerzen oder aber ganz akute Schmerzereignisse im Sinne einer akuten Lumbago. In der überwiegenden Mehrzahl der Fälle beginnt der Schmerz im Lumbo-Sacralbereich, um von dort eventuell in Gesäß, Oberschenkel, Wade und Fuß auszustrahlen. Ausstrahlende Schmerzen können aber auch allein bestehen, unter Umständen auch nur mit Unterbrechung an einzelnen Stellen wahrgenommen werden, z. B. im Bereich von Rücken und Wade oder Gesäß und Kniekehle. Am häufigsten werden ziehende bis krampfende Schmerzen an der Hinterseite des Beines geschildert. Hier ergibt sich oft die dringende Notwendigkeit, Angiopathien differentialdiagnostisch auszuschließen. Sehr oft wird spontan über Parästhesien geklagt. Der Patient spricht von Kribbeln, Ameisenlaufen und eingeschlafenem oder pelzigem Gefühl und kann das betroffene Gebiet oft gut lokalisieren.

Ein muskuläres Schwächegefühl wird selten und wenn, dann nur im fortgeschritten Stadium vom Patienten bemerkt. Eine gezielte Exploration ergibt oft, daß die Patienten beim Treppensteigen und Bergaufgehen Mühe haben und häufig stolpern. Durch Lage- und Stellungsänderungen kann der Schmerz in seiner Intensität beeinflußt werden und Bettruhe bringt in der Mehrzahl der Fälle eine deutliche Besserung der Beschwerden. Längeres Sitzen und Stehen am gleichen Ort dagegen wird fast immer als schmerzverstärkend angegeben. Eine außerordentlich wesentliche und diagnostisch hilfreiche Angabe ist die *Exazerbation der Schmerzen beim Husten, Niesen oder Pressen.* Intervalle relativer oder absoluter Beschwerdefreiheit von Stunden, Tagen aber auch Monaten werden oft geschildert.

Die **klinische Untersuchung** des vollständig entkleideten Patienten in Bauchlage, im Stehen und bei der Bewegung zeigt im allgemeinen eine *Streckstellung,* ja manchmal eine Kyphosierung *der Lendenwirbelsäule*

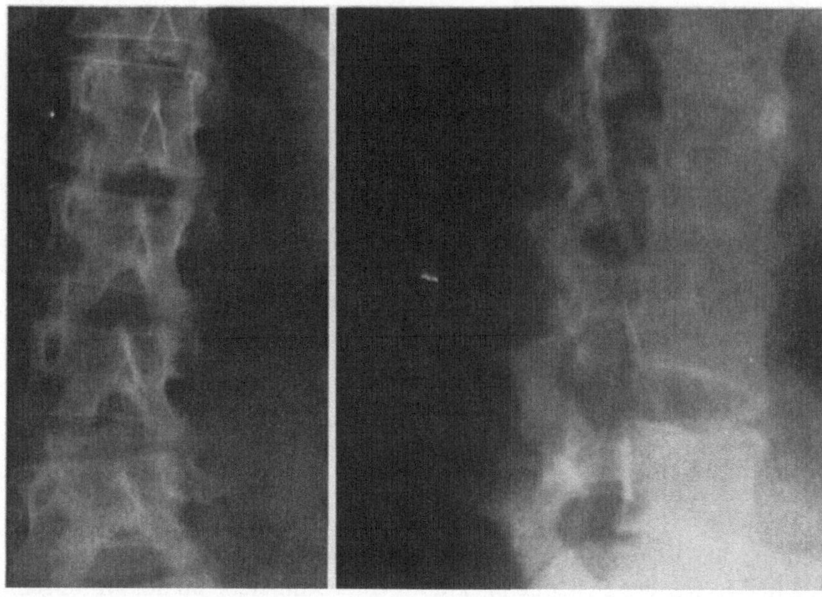

Abb. 5: Bandscheibenvorfall L 3/L 4 rechts. Das Röntgenbild zeigt erhebliche rechtskonvexe Seitausbiegung und Streckstellung der Lendenwirbelsäule.

und die als *Skoliosis ischiadica* bezeichnete Schiefstellung, die sich insbesondere beim Vorbeugen deutlich ausbildet und im Sitzen an Deutlichkeit verliert. Diese *Seitausbiegung kann nicht zur Seitendiagnostik herangezogen werden,* da sowohl eine homologe, als auch eine hetereologe Ischiasskoliose beobachtet wird. Es kann sich also um eine Schmerzkontraktur oder um eine Entlastungsstellung handeln. In der Mehrzahl der Fälle allerdings ist die Ischiasskoliose nach der Gegenseite gerichtet, so daß die Hüfte der kranken Seite vorsteht.

Bei der Bewegungsprüfung zeigt sich, daß die Beweglichkeit der Lendenwirbelsäule erheblich herabgesetzt ist, was durch Winkelmessung oder bei der Vorneigung des Rumpfes auch durch das Schobersche Zeichen verifiziert werden kann. Die Kontrolle des Fingerspitzen-Fußboden-Abstandes erlaubt keine guten Rückschlüsse, da in dieses Bewegungsmuster die Hüftgelenkbeweglichkeit als wesentlicher Faktor eingeht.

Bei der Bewegungsprüfung gibt der Patient die geringsten Schmerzen bei der Seitneigung zur Konkavseite der Schonskoliose an. Die paravertebrale

Muskulatur zeigt einseitigen Hartspann, der *Dornfortsatz cranial der betroffenen Bandscheibe ist deutlich klopfschmerzhaft* und das *Ligamentum interspinosum, das der Höhe der lädierten Bandscheibe entspricht, zeigt fast immer lebhaften Druckschmerz.* Auch Rüttelbewegungen der Dornfortsätze lösen Schmerzen aus. Im Rahmen der klinischen Untersuchung des vertebralen Syndroms muß auch auf das *Dandysche Zeichen* – bei kräftiger Perkussion dicht neben dem Dornfortsatz in Höhe des vermuteten Prolapses knickt der Patient ruckartig zusammen – und das *Zeichen nach* HÄUSLER – Zehenstand und ruckartiges Fallenlassen auf die Fersen führt zu akuter Schmerzverstärkung – hingewiesen werden.

Die **ersten Hinweise auf radiculäre Symptome liegen bereits in der Anamnese.** Bei der klinischen Untersuchung wird zweckmäßigerweise zunächst der *Ischiadicus-Dehnungsschmerz* nachgewiesen oder ausgeschlossen. Hierzu dient die Überprüfung des Lasègueschen Zeichens, des gekreuzten Lasègueschen Zeichens, des Bragardschen Zeichens und des Turynschen Zeichens. Bei der Prüfung dieser Phänomene muß unter Umständen durch wiederholt durchgeführte Untersuchung ein willkürliches Gegenspannen des Patienten ausgeschlossen werden. Es ist stets darauf zu achten, ob im Augenblick der Schmerzangabe das Becken der weiteren Beugung des Hüftgelenkes folgt.

Stets sollte auch der *Verlauf des Nervus ischiadicus auf Druckschmerz* überprüft werden. Während früher eine Druckempfindlichkeit des Nervus ischiadicus als Hinweis für eine Neuritis angesehen wurde und somit gegen das Vorliegen eines Bandscheibenvorfalles mit Druck auf den Nerven gewertet wurde, weiß man heute, daß der Nervenverlauf beim Vorliegen einer mechanischen Wurzelirritation sehr oft druckschmerzhaft ist.

Von hohem Wert für die Diagnose, vor allem aber auch für die Lokalisation des Bandscheibenvorfalles ist das **neurologische Bild**. Der neurologische Status muß dabei unterteilt in die drei Bereiche **Sensibilität, Reflexe** und **Motorik** erhoben werden.

Die *Schmerzausbreitung* im Bereich der Extremität ist weniger beweisend als *segmentär abgegrenzte Sensibilitätsstörungen.* Das sicherste Zeichen ist der *in den Bereich der Sensibilitätsstörung einschießende Schmerz* bei Belastung und Bewegung oder bei Husten, Pressen, Niesen und bei Kompression der Venae jugulares, wobei eine intrathekale Drucksteigerung das wesentliche auslösende Moment darzustellen scheint.

Die **Sensibilitätsstörungen** sind nicht immer konstant und folgen nicht den von HEAD und FOERSTER aufgestellten Dermatomen, sondern liegen nach KEEGAN weit axialer angeordnet. Das **Dermatom S 1** liegt an der

Außen- und Hinterseite des Beines, herunterziehend zum lateralen Fußrand. Das **Dermatom L 5** befindet sich an der Außenseite des Oberschenkels und Unterschenkels und zieht zum mittleren Fußrücken (Generalstreifen). Das **L 4 zugehörige Dermatom** zieht schräg von der Oberschenkelaußenseite nach vorn über das Knie zur Innenseite des Fußes und schließt in der Regel die Großzehe ein.

Bei der **Reflexprüfung** ist dem **Segment S 1** der Achillessehnenreflex zugeordnet. Beim Betroffensein von **L 5** ist der Tibialis-posterior-Reflex ausgefallen; dies ist jedoch nur verwertbar, wenn der Reflex an der Gegenseite nachweisbar ist. Dem **Segment L 4** entspricht der Patellarsehnenreflex, ebenso dem **Segment L 3.**

Durch den Druck des Prolapses auf die Nervenwurzeln kommt es neben der Läsion sensibler Neurone zur gleichen Schädigung an motorischen Fasern. Als Folge dieser Schädigungen treten Muskelatrophien auf. Da die einzelnen Muskelindividuen und Muskelgruppen häufig komplex innerviert werden, d. h. die Segmente sich im Bereich der Innervation überschneiden, wurden einzelne **Kennmuskeln** herausgearbeitet.

Ist die **Wurzel S 1** in ihrem motorischen Anteil geschädigt, so resultiert eine Schwäche des Musculus fibularis brevis, gelegentlich auch eine Beteiligung des medialen Gastrocnemiuskopfes. Ist das **Segment L 5** betroffen, so kommt es zur Parese des Musculus extensor hallucis longus, häufig auch des Extensor digitorum brevis. Dem **Segment L 4** entspricht der Quadriceps femoris; in manchen Fällen ist auch der Tibialis anterior betroffen. Liegt eine Schädigung des **Segmentes L 3** vor, so findet sich ebenfalls eine Schwäche des Musculus quadriceps femoris.

Wenn röntgenologische Untersuchungen in der Mehrzahl der Fälle auch nicht hinsichtlich der Diagnostik im Vordergrund stehen, so sind sie doch in fraglichen Fällen oder aus differentialdiagnostischen Gründen immer vorzunehmen, um entzündliche und neoplastische Prozesse ausschließen zu können.

Im akuten Stadium eines vertebralen oder vertebralen und radiculären Syndroms zeigt das Röntgenbild möglicherweise die skoliotische Einstellung und Streckstellung der Lendenwirbelsäule sowie eine Höhenminderung des betroffenen Zwischenwirbelraumes, wenn eine ausgeprägtere Chondrose bzw. Osteochondrose vorliegt. Das Seitbild zeigt oft eine leichte, der vorliegenden Osteochondrose entsprechende Retrolysthese des oberhalb der Bandscheibenläsion gelegenen Wirbelkörpers. Einschränkend muß darauf hingewiesen werden, daß sich der Bandscheibenvorfall durchaus nicht immer an der Stelle stärkster röntgenologischer Veränderungen zeigt, sondern oft von einer Zwischenwirbelscheibe ausgeht, die röntgenologisch völlig unauffällig erscheint.

In den im Hinblick auf die Höhenlokalisation unklaren Fällen können **Funktionsaufnahmen** in beiden Strahlengängen weiterhelfen, da der betroffene Zwischenwirbelraum eine leichte Seitendifferenz zeigt, die bei den Bewegungen der Wirbelsäule beibehalten wird, während sich die benachbarten Segmente der Wirbelsäulenkrümmung anpassen.

Die **Myelographie,** bei der zur Höhenlokalisation ein Kontrastmittel oder Luft bzw. Sauerstoff in den Duralraum injiziert wird, wodurch die Hinter-

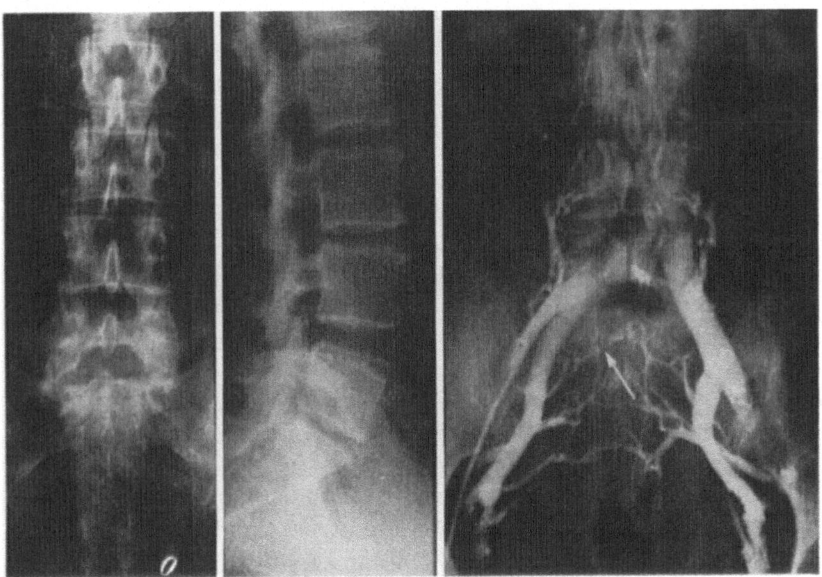

Abb. 6: a) ♀, 53 J. Bandscheibenvorfall L 5/S 1 rechts. Das Röntgenbild der Lendenwirbelsäule im ap.-Strahlengang zeigt außer diskreten spondylotischen Veränderungen in Höhe L 3/L 4 keine Auffälligkeiten. Im seitlichen Strahlengang geringgradige Abflachung der Lendenlordose, geringgradige Osteochondrose und Spondylose L 3/L 4, Osteochondrose L 5/S 1. Da klinisch und neurologisch die Höhenlokalisation nicht eindeutig möglich war, erfolgte die transfemorale Phlebografie. Das Röntgenbild zeigt eine scharf konturierte Gefäßunterbrechung in Höhe L 5/S 1 rechts. Die daraufhin durchgeführte operative Revision dieses Segmentes bestätigte den röntgenologischen Befund. Ein haselnußgroßer Bandscheibensequester wurde in Höhe L 5/S 1 rechts entfernt.

kanten der Wirbel und der Bandscheiben dargestellt werden können, wenden wir wegen der beschriebenen Komplikationsmöglichkeiten nur in seltenen Fällen an. Der diagnostische Wert dieses Verfahrens ist unbestritten.

Die Darstellung des dichten vertebralen Venennetzes kann im gleichen Sinne zur Höhenlokalisation und diagnostischen Abklärung unklarer Befunde herangezogen werden. In unserer Klinik wird dieses Verfahren in Form der *transfemoralen Phlebographie* vorgenommen. Die Methode ist leicht zu handhaben und stellt für den Patienten kein wesentliches Risiko dar.

Die *Nucleographie*, die von Witt und Erlacher beschrieben wurde, zeigt im Normalfall das Kontrastmitteldepot im Zentrum der Bandscheibe, während im Fall eines Bandscheibenvorfalles typische Ausläufer des Kontrastmittels erkennbar sind. Dieses Verfahren ist zugunsten der vorgenannten im allgemeinen verlassen worden, da es in der Handhabung schwieriger ist und die Gefahr der Prolapsentstehung bei vorbestehend gesunder Bandscheibe in sich birgt. Der Vollständigkeit halber sei die *Elektromyographie* genannt, die ebenfalls eine gute Methode zur Höhenlokalisation der Nervenschädigung darstellt und darüber hinaus Aussagen über eine zunehmende Schädigung oder ein Abklingen der Schädigung erlaubt.

Die dritte Gruppe der Instabilitas vertebralis beinhaltet **verselbständigte spondylogene Krankheiten.** Hierzu zählen die irreversiblen durch Bandscheibenvorfall oder knöcherne Einengung des Foramen intervertebrale bedingten Nervenschädigungen mit all ihren möglichen Auswirkungen. Diese bleibenden Schäden an Rückenmark oder peripheren Nerven bedingen *bleibende Sensibilitätsstörungen* oder *motorische Lähmungen* im zugehörigen Innervationsgebiet. Die operative Druckentlastung durch Entfernung des Bandscheibenvorfalles oder knöcherner Randzacken kann nicht mehr zum Rückgang der Ausfallserscheinungen führen.

Therapie

Beim Vorliegen eines **vertebralen Syndroms** ist es das Ziel der konservativen Therapie, die *verspannte Muskulatur* durch Schmerzausschaltung, Massage, Bestrahlung und direkte Wärme *zu lockern* und die *antagonistische geschwächte Muskulatur durch gezielte krankengymnastische Behandlung zu kräftigen.* Nur eine quantitativ und qualitativ vollwertige Rückenmuskulatur ist in der Lage, eine bestehende Instabilitas intervertebralis zu kompensieren und so ein vertebrales Syndrom wieder in eine Instabilitas latens überzuführen.

Ein *Stützmieder* sollte beim Vorliegen eines vertebralen Syndroms nur in sehr seltenen Fällen und dann nur am Arbeitsplatz getragen werden.

Zur *Schmerzausschaltung* können Analgetica unterschiedlicher Form gegeben werden, wobei oft die gleichzeitige Gabe eines Antiphlogisticum die Therapie wesentlich unterstützt. Beim Vorliegen ausgeprägter druckschmerzhafter Verspannungen der paravertebralen Muskulatur wird eine schnelle Besserung durch *Infiltration* mit einem Lokalanästheticum, dem Cortison beigegeben ist, erreicht. Nicht selten müssen nur schmerzhafte Bänder oder Bandansätze mit Novocain, Impletol, Cortison oder anderen gleichwirkenden Medikamenten umspritzt werden. Es kann so unmittelbar auf Muskelhärten eingewirkt werden, ein insertionstendopathischer Schmerz verschwindet und die Durchblutung wird gebessert.

Die *Periduralanästhesie*, bei der gleichzeitig mehrere Segmente vorübergehend ausgeschaltet werden, wird vorwiegend beim Vorliegen eines radiculären Syndroms angewandt. Sowohl die Periduralanästhesie als auch die *gezielte Ausschaltung einer Nervenwurzel* durch Umspritzung mit Novocain eventuell unter Zusatz von Hyaluronidase und einem Cortisonpräparat gehören in die Hand des Geübten. Auf die Gefahr einer iatrogenen Wirbelsäulenosteomyelitis muß hingewiesen werden.

Beim Vorliegen eines vertebralen oder radiculären Syndroms sollte das *psychische Moment nie außer acht* gelassen werden. Die Patienten erwarten oft ängstlich erneut auftretende Rückenschmerzen oder radiculäre Beschwerden. Im einzelnen Fall kann die Gabe von *Sedativa, Neuroleptica, Tranquillizer* oder *Antidepressiva* die übrige Therapie sinnvoll ergänzen.

Auch beim **radiculären Syndrom** steht am Anfang der Therapie die Durchbrechung des Circulus vitiosus durch ein *Analgeticum*. Der Patient muß *Bettruhe* einhalten, er liegt auf *harter Unterlage*. Ist der Schmerz ausgeschaltet, so wird im *Stufenbett* gelagert. Diese Lagerung, die eine Kyphosierung der Lendenwirbelsäule erreicht, wodurch oft ein Zurückweichen des Bandscheibenvorfalles in den Zwischenwirbelraum hinein erreicht wird, hat sich uns sehr bewährt. Während der ersten Behandlungswoche wird neben *Analgetica* und *Vitamin-B-Präparaten* ein *Pyrazolonderivat* gegeben, dessen analgetische und antiphlogistische Wirkung erwünscht ist. Der antiphlogistischen Wirkung kommt deshalb eine Bedeutung zu, weil histologische Untersuchungen bei sicher durch Bandscheibenprolaps ausgelöster Ischias deutlich entzündliche Veränderungen am Nerv zeigen konnten. Ist der Patient frei von Schmerzen, so wird die Rückenmuskulatur durch *Massage* und *Dampfbehandlung* gelockert, anschließend durch *krankengymnastische Beübung* gekräftigt.

Wesentlich für den Kliniker, ganz besonders aber für den in der Praxis tätigen Arzt ist die Indikationsstellung zur chirurgischen Behandlung des Bandscheibenvorfalles.

Es **muß operiert** werden, wenn eine *ausgeprägte Schädigung des Rückenmarks* vorliegt. Durch die Operation wird der Patient vor schweren Dauerschäden mit Blasen-, Mastdarm- und Sexualstörungen bewahrt.

Es **muß weiter operiert werden,** wenn eine *massive motorische Wurzelkompression mit schweren Paresen mehrerer Muskelgruppen* vorliegt.

Es **soll operiert werden,** *wenn eine konsequent durchgeführte konservative Therapie erfolglos blieb.*

Es **soll weiter operiert werden,** wenn eine *Diskushernie auf derselben Bandscheibenhöhe mehrfach rezidiviert.* In diesem Fall sollte die Operation auch dann vorgenommen werden, wenn die konservative Behandlung im jeweiligen Schub erfolgreich war.

Da die Operation im beschwerdefreien Intervall ungünstige Resultate ergibt, soll *nur im akuten Schub* operiert werden, wenn echte Wurzelkompressionserscheinungen eine Diskushernie mit Sicherheit diagnostizieren lassen.

Es **kann operiert werden,** wenn bei erheblichem vertebralem Syndrom die lumbale Venographie oder das Myelogramm einen Bandscheibenvorfall zeigen.

Bei **chronisch rezidivierenden Kreuzschmerzen ohne radiculäre Symptome** und **ohne positives Myelogramm oder Venogramm** sollten nicht die beim Diskusprolaps angewandten Operationen, sondern eine *Spanarthrodese* in Erwägung gezogen werden, um den betroffenen Wirbelsäulenabschnitt ruhigzustellen.

Bei der operativen Behandlung des Bandscheibenvorfalles muß in jedem Fall das Ligamentum flavum reseziert werden. Man spricht in diesem Fall von *Fenestrotomie.* Sind die Verhältnisse nach Resektion des Ligamentum flavum unübersichtlich, so kann die Teilresektion eines Wirbelbogens notwendig sein. In besonders gelagerten Fällen kann die halbseitige oder totale Resektion eines Wirbelbogens erforderlich sein. Man spricht in diesem Fall von *Hemilaminektomie* bzw. *Laminektomie.*

Während die vorgenannten Operationsmethoden lediglich auf eine Entfernung des Bandscheibenvorfalles und eine Druckentlastung abzielen, kann eine nachfolgende Ruhigstellung des betroffenen Bewegungssegmentes durch *intracorporale Verblockung* erreicht werden. Bei dieser Operation

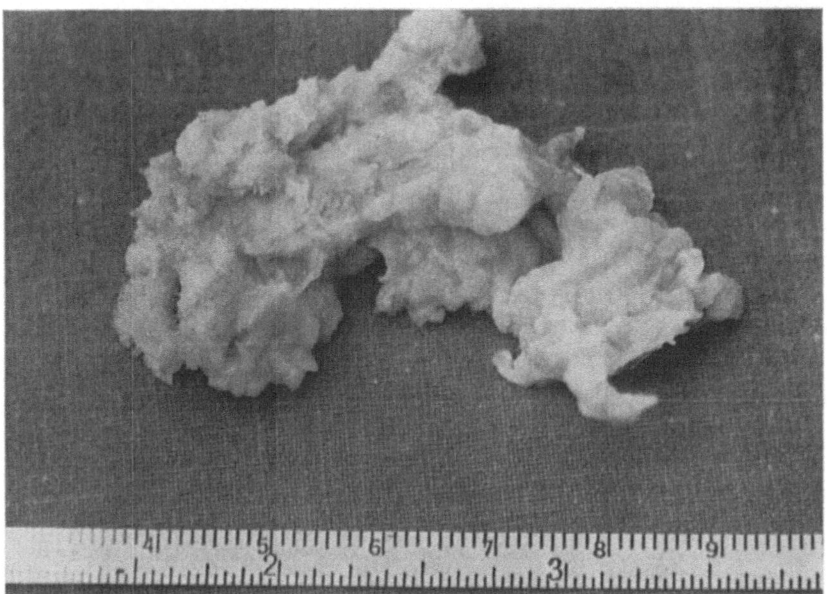

Abb. 7: K. W., ♂, 39. J. Bandscheibenvorfall L 4/L 5 links. Nach einem Jahr geringgradiger Lendenwirbelsäulenbeschwerden bei alltäglicher Belastung plötzlich einschießender Schmerz in den Rücken und in das linke Bein. Sofortige erhebliche Zwangshaltung und Sensibilitätsstörungen am mittleren und äußeren Fußrücken. Keine Besserung auf Analgetica und Relaxantien. Am folgenden Tag paravertebrale Injektionen durch den erstbehandelnden Arzt. 3 Tage später Repositionsversuch in Narkose. Eine Besserung wurde nicht erreicht. Die Beschwerden verstärkten sich dagegen im Sinne krampfartiger Schmerzen in der linken Wade. Auch die Gabe von Aspirin und einem Pyrazolon-Derivat brachte keine Besserung. 21 Tage später stationäre Einweisung. Bei der Erstuntersuchung, die wegen stärkster Schmerzen im Liegen stattfindet, Zwangshaltung und erhebliche druckschmerzhafte Muskelverspannung im Bereich der Lendenwirbelsäule. Hochgradige Druckschmerzhaftigkeit, Klopfschmerzhaftigkeit und Bewegungsschmerzen im Bereich der gesamten unteren Lendenwirbelsäule. Beim Husten und Niesen einschießender Schmerz in das linke Bein im Bereich der Dermatome L 5 und S 1. Lasègue links bei 130°, rechts bei 150° positiv. Patellarsehnenreflexe seitengleich auslösbar, Achillessehnenreflex beiderseits nicht auslösbar. Peronaeusparese links.

Bei der operativen Revision fand sich in Höhe L 4/L 5 links der abgebildete Bandscheibensequester vollständig aus dem Zwischenwirbelraum heraus verlagert. An der oberen Kante des mitabgebildeten Maßbandes Zentimetereinteilung.

wird nach Ausräumung der Bandscheibe ein Knochenspan in den Zwischenwirbelraum eingebolzt. Es kann so die feste knöcherne Verbindung zweier Wirbel gegeneinander erreicht werden.

Schrifttum

Bercovici, S. und E. Paraschivesco: Recherches expérimentales sur la discopathie vertébrale dégénerative. Rev. Rhum. *25*, 487 (1958).

Braun, W.: Ursachen des lumbalen Bandscheibenvorfalls. Bd. 43, Hippokrates-Verlag, Stuttgart.

Brügger, A.: Über vertebrale, radiculäre und pseudoradiculäre Syndrome. Teil I: Vertebrale Syndrome. Documenta Geigy Nr. 18 (1960).

—, Über vertebrale, radiculäre und pseudoradiculäre Syndrome. Teil II: Pseudoradiculäre Syndrome. Documenta Geigy Nr. 19 (1962).

Büchner, F.: Zit. bei Schmorl-Junghanns.

Doncker de, E., J. Delchef et C. Kowalski: Les lombalgies et les lombosciatalgies. Acta Orthopaedica Belgica. Tome *35*, Fasc. 1 (1969).

Erlacher, Ph.: Nucleopgraphy. J. Bone Jt. Surg. *34*, 204 (1952).

Fürmaier, A.: Die Begutachtung und Beurteilung der degenerativen Wirbelsäulenerkrankungen vor allem im Rahmen der Sozialversicherung. Med. Mschr. *8*, 274 (1954).

Fudalla, S.: Zit. bei Schmorl-Junghanns.

Junghanns, H.: Die Zwischenwirbelscheiben. Chirurg *6*, 213 (1934).

—, Bandscheibenprolaps. Zbl. Chir. *73*, 653 (1948).

—, Wirbelsäule. In: Handbuch der gesamten Unfallheilkunde, 2. Aufl., Bd. II, Ferdinand Enke Verlag, Stuttgart 1955.

—, Röntgenkunde und Klinik vertebragener Krankheiten. Hippokrates-Verlag, Stuttgart 1956.

—, Einspritzungsbehandlungen bei Wirbelsäulenleiden und spondylogenen Symptomen. Die Wirbelsäule in Forschung und Praxis, Bd. VI. Hippokrates-Verlag, Stuttgart 1958.

—, Die Insufficientia intervertebralis und ihre Behandlungsmöglichkeiten. Die Wirbelsäule in Forschung und Praxis, Bd. XIII. Hippokrates-Verlag, Stuttgart 1959.

Keegan, J.: Diagnosis of herniation of lumbar intervertebral disks by neurologic signs. J. Amer. med. Ass. *126*, 868 (1944).

KEYES und COMPERE: Zit. bei SCHMORL, G. und JUNGHANNS (1968).

KOCH, F. und F. NOBBE: Die selektive retroperitoneale Venographie in der Diagnostik von Bandscheibenprolapsen. Z. Orthop. (im Druck).

NACHEMSON, A.: Lumbar intradiscal pressure. Acta orthop. scand. Suppl. 43 (1960).

NACHEMSON, A. and J. M. MORRIS: In vivo measurements of intradiscal pressure. J. Bone Jt. Surg. *46*, 1077 (1964).

SCHMORL, G.: Über die an den Wirbelsäulenscheiben vorkommenden Ausdehnungs- und Zerreißungsvorgänge und die dadurch an ihnen und der Wirbelspongiosa hervorgerufenen Veränderungen. Verh. dtsch. path. Ges. *22*, 250 (1927).

—, Über Verlagerungen von Bandscheibengewebe und ihre Folgen. Arch. klin. Chir. *172*, 240 (1932).

SCHMORL, G. und H. JUNGHANNS: Die gesunde und die kranke Wirbelsäule in Röntgenbild und Klinik. Georg Thieme Verlag, Stuttgart 1968.

WITT, A. N.: Praktische Erfahrungen mit der Nucleographie. Z. Orthop. *80*, 57 (1950).

—, Das Kontrastbild der Degeneration des Discus intervertebralis einschließlich der Spondylosis deformans. Z. Orthop. *85*, 252 (1954).

WITT, A. N., H. COTTA und D. HOHMANN: Experimentelle Untersuchungen der metallischen Osteosynthese der Wirbelsäule unter Bezugnahme auf die praktische Anwendung. Arch. orthop. Unfall-Chir. *51*, 410 (1960).

ZUCKSCHWERDT, L., E. EMINGER, F. BIEDERMANN und H. ZETTEL: Wirbelgelenk und Bandscheibe. Hippokrates-Verlag, Stuttgart 1955.

Aus der Orthopädischen Klinik und Poliklinik der Universität Heidelberg
(Direktor: Prof. Dr. H. COTTA)

Diagnose und Therapie der angeborenen Fußdeformitäten

Von K.-P. SCHULITZ und R. PLAUE

Die Erkennung und Beurteilung angeborener Fußdeformitäten ist unproblematisch, wenn extrem schwere Veränderungen vorliegen, die auch dem Nichtorthopäden sofort bei der Geburt auffallen. Schwieriger ist die Grenze zu ziehen zwischen den weniger ausgeprägten Fehlformen und den physiologischen Form- und Haltungsvarianten des Fußes, denn hier sind die Übergänge fließend. Bei der Unterscheidung zwischen kranken und gesunden Kinderfüßen ist zu berücksichtigen, daß die Entwicklung des Fußes mit der Geburt keineswegs abgeschlossen ist. Der Fuß des Neugeborenen ist kein kleiner Erwachsenenfuß, dem zur endgültigen Form nur das Größenwachstum fehlt. Vielmehr erfährt der Fuß von der Geburt bis zum Wachstumsabschluß unter dem Einfluß zunehmender funktioneller Beanspruchung einen Formwandel.

Die Füße des Neugeborenen fallen durch eine mehr oder weniger starke Dorsalflexion auf, die sich im Laufe der ersten Lebenswochen und -monate spontan zurückbildet. Die Füße befinden sich in einer Supinationsstellung, die durch die Varuskrümmung der Unterschenkel und Kniegelenke noch betont wird. Hinzu kommt eine vermehrte Einwärtsdrehung der Knöchelgabel. Wenn sich das Kind zum Stand aufrichtet, bildet sich die Supination zurück. Mit der Aufrichtung geht auch die ursprüngliche O-Form der Beine in eine X-Form über. Die Valgität ist beim Kleinkind am stärksten ausgeprägt und nimmt dann wieder stetig ab.

Ein weiteres Charakteristikum des Kleinkindesalters ist der Knick-Senkfuß, der als physiologisch zu betrachten ist und zunächst keine Behandlung erfordert. Der *kleinkindliche Knick-Senkfuß* tritt nur bei Belastung im Stand in Erscheinung. Er ist bedingt durch die lockere Beschaffenheit des Bindegewebes, die für dieses Alter typisch ist. Der lockere Kapselbandapparat der Gelenke gibt unter der Körperlast nach, so daß der Fußinnenrand gesenkt und der Rückfuß valgisiert wird. Der Eindruck des Knick-Senkfußes wird noch verstärkt durch die fettreiche Fußsohle des Kleinkindes. Im Zehenstand wird die Valgusstellung der Ferse unter der Wirkung des Muskelzuges korrigiert. Auch der locker hängende Fuß bietet ein unauffälliges Bild.

Diese wachsenden Füße benötigen vor allem Bewegungsfreiheit, damit die Fußmuskulatur unter der normalen Belastung des kindlichen Spiels ungehindert trainiert und gekräftigt werden kann. Dazu gehören vor allem fußgerechte Schuhe mit flexibler Laufsohle. Mit zunehmender Muskelkraft bildet sich dann das Fußgewölbe des Erwachsenen aus. Nur schwere Knick-Senkfüße werden nach dem 2. Lebensjahr mit fersenumfassenden Einlagen versorgt.

Nicht jede Abweichung von der altersüblichen Form und Gestalt des kindlichen Fußes ist eine echte Deformität. Was zunächst so imponiert, ist oft nur eine reversible Fehlhaltung, die sich bei näherer Untersuchung passiv und aktiv ausgleichen läßt. Die aktive Korrektur der Fehlhaltung erreicht man beim Säugling und Kleinkind dadurch, daß man Ausweichbewegungen in der gewünschten Richtung provoziert.

Von den funktionell reversiblen Fehlhaltungen des Fußes sind die strukturell irreversiblen Deformitäten streng zu unterscheiden. Sie gehen mit entsprechenden Kontrakturen der Muskeln und Bänder, aber auch mit Fehlstellungen und Verformungen des Skeletts einher. Neben Entwicklungshemmungen des Fußskelettes, intrauterinen Zwangshaltungen des Fußes und reflektorischen Kontrakturen werden vor allem Störungen des muskulären Gleichgewichtes als Ursache der Fehlformen angeschuldigt. Unter dem Einfluß des muskulären Ungleichgewichtes wird das Wachstum des Fußes fehlgeleitet. Je länger die Imbalance wirksam ist, desto weiter schreitet naturgemäß des Fehlwachstum fort.

Es ist deshalb klar, daß so früh wie möglich mit der Behandlung der angeborenen Fußdeformitäten begonnen werden muß. Die Chancen, eine Zunahme der Muskel- und Bänderschrumpfung zu verhüten und die Entstehung einer knöchernen Deformität zu vermeiden, sind nur dann gut, wenn so früh wie möglich, d. h. am Tage der Geburt, mit der Behandlung begonnen wird.

Für die Behandlung der kindlichen Fußdeformitäten stehen verschiedene Verfahren zur Verfügung:

1. Korrektur der Fehlform durch wiederholte Redressements und Erhaltung des erzielten Korrekturergebnisses durch Gipsverbände, später Nachtschienen.
2. Aktive Wuchslenkung durch Anlegen von Schienen oder Gipsen. Ein Verfahren, das sich jedoch nur dann bewährt, wenn durch vorherige Redressements die Deformität beseitigt werden konnte.

3. Operative Maßnahmen zur Beseitigung von Kontrakturen, die auf dem Wege des Redressements nicht korrigiert werden können. Ziel der Operationen ist es hauptsächlich, Muskelschrumpfungen zu lösen, Gelenkfehlstellungen durch Kapseldiszisionen zu berichtigen und eingetretene Verformungen des Knochenskeletts auszugleichen.

4. Krankengymnastische Übungen zur Kräftigung der Muskulatur. Sie sind vor allem dann sinnvoll, wenn ein muskuläres Ungleichgewicht vorliegt. Im Mittelpunkt der Übungsbehandlung steht das Training der kleinen Fußmuskeln. Besonders Zehenstand und Zehengang gehören zum Übungsprogramm. Der krankengymnastischen Übungsbehandlung kommt vor allem in der postoperativen Phase entscheidende Bedeutung zu.

Die angeborenen Fußdeformitäten bestehen im wesentlichen aus 5 klassischen Fehlformen:
Klumpfuß, Sichelfuß, Hackenfuß, Plattfuß und Hohlfuß.
Die häufigste angeborene Fußdeformität ist der *Klumpfuß*. Jungen sind doppelt so oft betroffen wie Mädchen. Der Klumpfuß tritt fast immer in einer sehr ausgeprägten Form auf und wird daher selten übersehen. Er ist gekennzeichnet durch die typische Equino-Varus-Adductus-Deformität (Abb. 1).

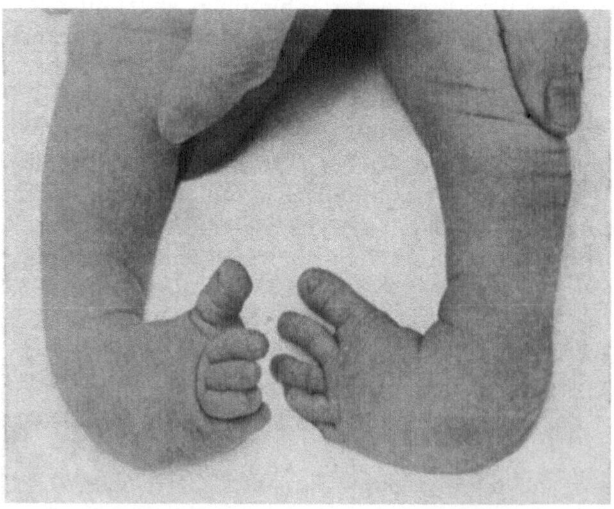

Abb. 1: Typische Equino-Varus-Adductus-Deformität des Klumpfußes.

Am Klumpfußskelett fällt auf, daß das Kahnbein vom Taluskopf nach medial abgeglitten ist (Abb. 2). BERNBECK spricht deshalb von einer Luxatio tarsi congenita und HAUBERG von einer Luxationsmißbildung. Das Kahnbein nimmt die distal gelegenen Knochen des Fußes in diese Fehlstellung mit. Die Längsachsen von Calcaneus und Talus bilden im ap.- und Seitenbild einen Winkel, der kleiner als 20 Grad ist.

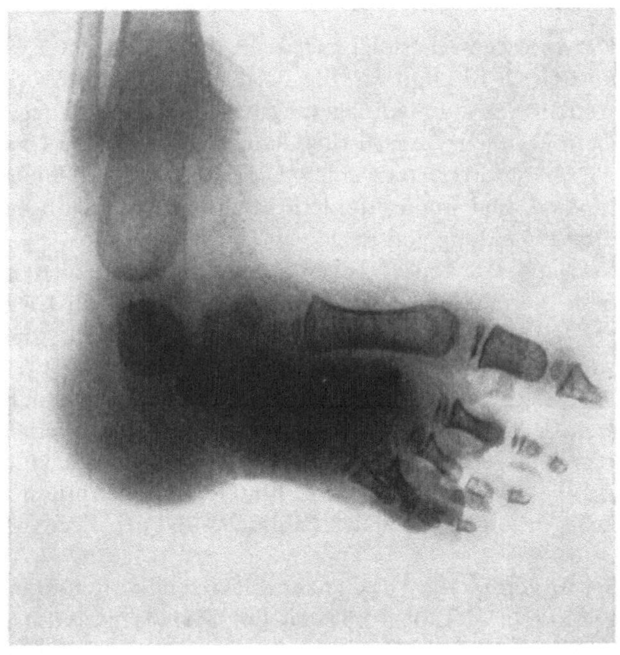

Abb. 2: Klumpfußskelett: Subluxation des Talo-Navikulargelenkes. Die Achsen von Calcaneus und Talus bilden einen Winkel von weniger als 20°.

Der Klumpfuß ist Ausdruck eines gestörten Gleichgewichtes zwischen Flexoren und Supinatoren einerseits und Extensoren und Pronatoren andererseits. Lähmungen der Extensoren und Pronatoren führen zum Überwiegen der antagonistischen Beuger und Supinatoren. Häufiger kommt aber wohl die Tonuserhöhung der Flexoren und Supinatoren als Ursache der Klumpfußhaltungen in Frage. Ihrer Kraftleistung entsprechend werden Gastrocnemius, Soleus und Tibialis posterior als die eigentlichen Klumpfußmuskeln bezeichnet.

Die Behandlung des Klumpfußes, die sofort nach der Abnabelung beginnen sollte, besteht in der vorsichtigen Redression, deren Ergebnis durch zirkuläre Oberschenkelgipse erhalten wird. Beim Eingipsen ist zu achten:

1. auf die Beseitigung des Fersenhochstandes,
2. auf die Korrektur der Varusfehlstellung des Rückfußes,
3. auf die Beseitigung der Supination und Adduktion des Vorfußes,
4. auf die Modellierung der Fußgewölbe.

Der Gipswechsel erfolgt zuerst alle drei Tage, später wöchentlich. Der voll korrigierte Klumpfuß sollte noch mindestens 4 Wochen im Gips fixiert werden, ehe auf Nachtlagerungsschienen übergegangen wird. Wichtig sind dann krankengymnastische Übungen, die auch zu Hause unter Anleitung der Eltern fortgesetzt werden. Die Fortsetzung der Übungsbehandlung über Monate, und wenn erforderlich Jahre, ist unerläßliche Voraussetzung für die Vermeidung von Rezidiven.

Von anderen konservativen Behandlungsmethoden sei nur das funktionelle Verfahren von Denis Browne erwähnt, bei dem das Redressionsergebnis durch ein Schienensystem statt durch Gipsverbände erhalten wird.

Wenn sich absehen läßt, daß eine konservative Behandlung erfolglos bleibt, weil sie zum Beispiel zu spät begonnen wurde, operieren wir den angeborenen Klumpfuß bereits im 4. Lebensmonat. Durchgeführt werden zunächst Achillessehnenverlängerung, hintere Kapseldiscision der Sprunggelenke, Entflechtung des medialen Fußrandes und u. U. Tenotomie der Plantaraponeurose.

Später kommt die Verpflanzung des Tibialis anterior oder posterior auf die Fußaußenseite, die Ablösung des Tibialis posterior und evtl. die Auslöffelung des Cuboid in Betracht.

Beim veralteten Klumpfuß ist von Weichteiloperationen allein nichts mehr zu erhoffen. In diesen Fällen kommt nur die T-Arthrodese mit Entnahme eines Keiles in Frage. Der Eingriff kann allerdings erst nach Wachstumsabschluß durchgeführt werden.

Vom Klumpfuß muß der *Sichelfuß*, Pes metatarsus varus congenitus oder Pes adductus, getrennt werden. Beim Sichelfuß liegt der adduktorische Knick zwischen dem 1. Keilbein und dem 1. Mittelfußknochen (Abb. 3). Im Gegensatz zum Klumpfuß befindet sich die Ferse nicht in Adduktionsstellung, sondern in leichter Valgusposition, höchstens jedoch in Mittelstellung. Die Großzehe ist nach medial abgespreizt wie ein Daumen. Das Fußgewölbe ist höher als normal ausgebildet.

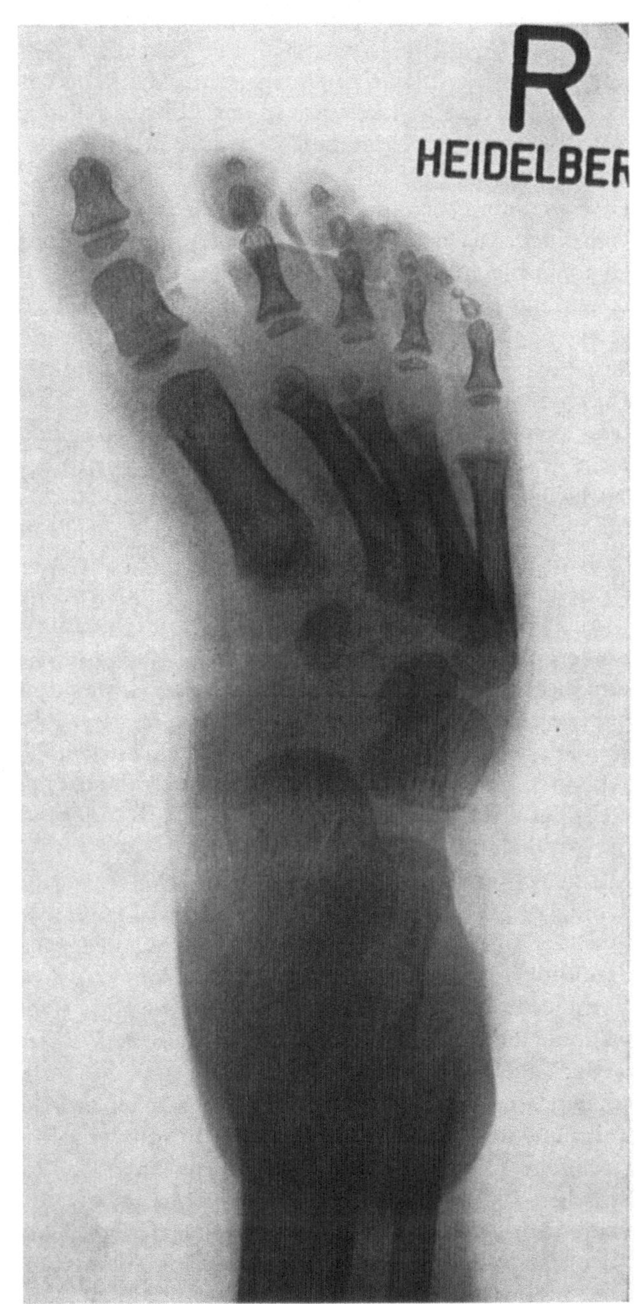

Abb. 3:
Röntgenbild des Sichelfußes: Adduktorischer Knick zwischen 1. Keilbein und 1. Mittelfußknochen.

Die Deformität ist nur in einem Drittel der Fälle schon bei Geburt voll ausgebildet, sie entwickelt sich in den übrigen Fällen innerhalb der ersten drei Lebensmonate. Mädchen sind doppelt so häufig betroffen wie Jungen.

Die Behandlung besteht auch hier in wiederholten Redressionen und Gipsverbänden. Dabei muß versucht werden, unter Benutzung des Cuboid als Hypomochleon die Vorfußadduktion zu beseitigen. Erst wenn der Fußaußenrand nicht mehr konvex ist und die Muskeln den Fuß im Gleichgewicht halten können, darf die Gipsbehandlung beendet werden. Schwere Sichelfüße lassen sich nur operativ korrigieren: nämlich durch eine mediale Fußrandentflechtung und Kuboidosteotomie.

Eine andere sehr häufige Deformität ist der *angeborene Hackenfuß bzw. Knick-Hackenfuß*, der nicht mit der physiologischen Hackenfußhaltung des Neugeborenen verwechselt werden darf.

Im Vordergrund steht die Dorsalextension des Fußes. Die Wadenmuskulatur ist überdehnt. Die Ferse zeigt eine mehr oder weniger starke Valguseinstellung, während der Vorfuß leicht abduziert und proniert gehalten wird. Die vordere Schienbeinmuskulatur ist deutlich kontrakt und verhindert die Plantarflexion des Fußes. Der Hackenfuß ist nur dann behandlungsbedürftig, wenn er sich nicht über den rechten Winkel hinaus plantarflektieren läßt. Meistens genügen auch in diesen Fällen dorsale Gipsschienchen in Plantarflexionsstellung. Nur wenn gleichzeitig ein ausgeprägter Knickfuß vorliegt, muß ein zirkulärer Gips angelegt werden. Nach Erlacher soll aus dem Hackenfuß später der lockere Knick-Senkfuß hervorgehen.

Mit dem Hackenfuß darf nicht der *angeborene Plattfuß* verwechselt werden. Er ist gekennzeichnet durch die konvexe Form der Fußsohle und wird in seiner ausgeprägtesten Form auch als Schaukel- oder Tintenlöscherfuß bezeichnet. Beim angeborenen Plattfuß kommt es zur Abknickung des Vorfußes in Höhe des Chopartgelenkes. Die Ferse steht in Valgusstellung, während der Vorfuß abduziert und proniert ist. Wie das Röntgenbild zeigt, ist der Talus steil gestellt und kann nahezu in der Verlängerung der Unterschenkelachse verlaufen (Abb. 4). Der Winkel zwischen den Achsen des Talus und des Calcaneus ist beim Plattfuß größer als 45 Grad. Die Gelenkfläche des Taluskopfes weist auf die Fußsohle. Der Taluskopf sattelt sich zwischen Calcaneus und Cuboid ein. Mit dieser Steilstellung des Talus verbunden ist eine Luxation des Talo-Naviculargelenkes.

Niederecker hat darauf hingewiesen, daß der angeborene Plattfuß häufig mit Fußmuskelanomalien kombiniert vorkommt. Vor allem der zu weit

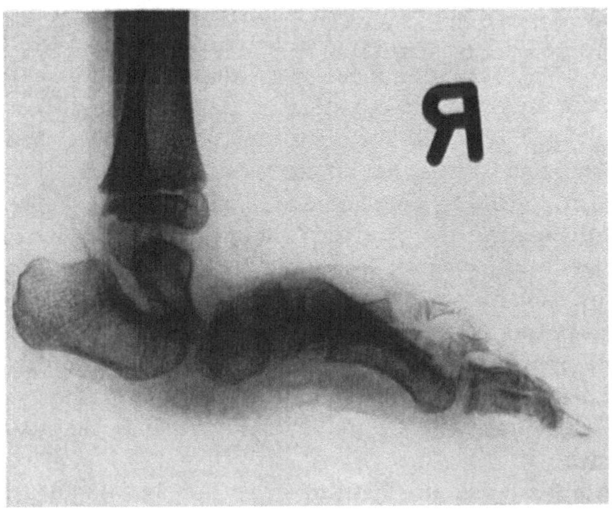

Abb. 4: Skelett des angeborenen Plattfußes: Steilstellung des Talus, dessen Achse nahezu in Verlängerung der Unterschenkelachse verläuft, Luxation des Talonavikulargelenkes. Der Winkel zwischen den Achsen des Talus und des Calcaneus ist größer als 45°.

distal gelegene Ansatz des Musculus peronaeus tertius oder des Musculus tibialis anterior begünstigt den Plattfuß.

Beim angeborenen Plattfuß hat nur die Frühestbehandlung Aussicht auf Erfolg. Die Redressionsbehandlung hat nach Möglichkeit sofort nach der Geburt zu erfolgen. Wesentlich bei der Redression ist die Beseitigung der Talusfehlstellung und der Luxation im Talo-Naviculargelenk. Das gelingt oft nur in Verbindung mit einer Achillotenotomie und einer Durchtrennung der tibiotalaren und naviculotalaren Bänder. Vor allem das subluxierte Naviculare muß aus seiner Bandverbindung mit dem Taluskopf befreit werden. Der Talus selbst läßt sich erst aufrichten, wenn auch die Bandverbindungen zum Calcaneus gelöst sind.

Als weitergehende Maßnahme kommt die Operationsmethode nach SCHEDE-NIEDERECKER in Frage. Sie besteht in der partiellen oder völligen Rückversetzung der Tibialis-anterior-Sehne unter gleichzeitiger Vorversetzung der Tibialis-posterior-Sehne und Raffung des Kapselbandapparates am medialen Fußrand.

Als ergänzende Maßnahmen kommen die Verlängerung der Peronaeussehnen, die Korrektur von Sehnenanomalien und die Keilosteotomie aus dem Talushals bzw. -kopf in Betracht.

Die Nachbehandlung der operierten Plattfüße ist ebenso wichtig wie die Operation selbst. Sie besteht in aktiver Übungsbehandlung und Elektrotherapie. Ferner ist Versorgung mit passenden Einlagen, geeignetem Schuhwerk und Gipsschalen für die Nacht erforderlich.

Später genügen Sehnen- und Bandoperationen allein nicht mehr. Wir führen dann die Spanverriegelung nach Grice durch, die der Rückfußstabilisierung dient. Ferner die knöchernen Operationen nach Hohmann mit Keilarthrodese des Cuneo-Naviculargelenkes oder die Operation nach Hoke mit Spanverriegelung dieser beiden Knochen.

Bei Spätzuständen mit sekundärer Arthrose kommt als schmerzbefreiender Eingriff nur noch die subtalare oder T-Arthrodese in Frage. Der völlig durchgetretene Plattfuß bereitet allerdings meistens keine Schmerzen mehr.

Als Spiegelbild des Plattfußes hat Hackenbroch den *Hohlfuß* bezeichnet. Der klassische idiopathische Hohlfuß trägt folgende Kennzeichen:

Supination des Rückfußes, verstärkte Pronation des Vorfußes, erhöhtes Längsgewölbe, Einschränkung der Dorsalflexion im oberen Sprunggelenk und Krallenzehenstellung.

Von diesem klassischen Hohlfußtyp ist der Hackenhohlfuß abzugrenzen, der durch Steilstellung des Calcaneus charakterisiert ist. Die Achse des Fersenbeines steigt beim Hackenhohlfuß um 40–50 Grad an.

Vom klassischen Hohlfuß ist ferner zu unterscheiden der Fuß mit dem hohen Spann, der keine vermehrte Supination der Ferse, keine verstärkte Vorfußpronation und keine Krallenzehen aufweist.

Der anfangs noch lockere idiopathische Hohlfuß verstärkt sich gewöhnlich im Schulalter und führt die Patienten dann als Jugendliche oder Erwachsene zum Arzt. Der Hohlfuß verursacht drei Beschwerdekomplexe:

1. Konflikt zwischen Fuß und Schuhwerk,
2. Instabilität des Rückfußes und
3. Schmerzen unterhalb der Metatarsalköpfchen.

Die Krallenzehen spielen bei den Beschwerden eine wichtige Rolle. Da die Zehen ihre Abstützungsfunktion am Boden verlieren und da der Hohlfuß in den meisten Fällen mit einer leichten Spitzfußstellung einhergeht, wird das ganze Gewicht auf die Metatarsalköpfchen verlagert. Schmerzhafte Beschwerden, hervorgerufen durch Hornhautschwielen auf der Sohle des Vorfußes und Clavi über den Zehen, sind die Folgen.

Bei der Behandlung ist grundsätzlich zu unterscheiden zwischen dem lockeren Hohlfuß des Kindes und der kontrakten Deformität des Erwachsenen. Es darf nicht abgewartet werden, bis der zunächst beschwerdefreie Hohlfuß des Kindes kontrakt wird. Um die Progredienz der Fehlform zu verhindern, muß möglichst frühzeitig eingegriffen werden. Redressements, Gipsbehandlung oder Einlagenversorgung haben dabei kaum Aussicht auf Erfolg. Nur wenn schon entsprechende Beschwerden vorliegen, die durch retrokapitale Abstützung erleichtert werden können, sind Einlagen angezeigt.

Im Frühstadium eignen sich besser Weichteiloperationen. Allerdings haben sich Muskeltransplantationen, durch die versucht werden soll, das Muskelgleichgewicht wieder herzustellen, nicht bewährt. Als Eingriffe sind hier zu nennen:

1. Achillotenotomie.
2. Operation nach Scherb:
   Transplantation der Zehenstrecker auf die Köpfchen der Metatarsalia, Tenodese der Strecksehne mit den Interphalangealgelenken oder Anheftung an die kurze Strecksehne.
3. Operation nach Görres:
   Anheften der Flexor-hallucis-longus-Sehne an die Plantarseite der Grundphalanx.
4. Befreiung der Weichteile der Fußsohle, wobei vor allem die Plantarfaszie zu durchtrennen ist.
5. Operation nach Dickson:
   Arthrodese des Interphalangealgelenkes der Großzehe und Transplantation der langen Strecksehne auf die lange Beugesehne.

Beim kontrakten Hohlfuß helfen nur noch knöcherne Eingriffe, bei erheblicher Supinationsfehlstellung die subtalare Arthrodese, sonst die Arthrodese mit Entnahme eines dorsalen Keiles aus der Fußwurzel. In leichteren Fällen hilft die Osteotomie des ersten Strahles weiter.

Neben den klassischen Fußdeformitäten gibt es eine Vielzahl von *Fußmißbildungen.* Unter ihnen nehmen die numerischen Varianten den größten Raum ein. Polydaktylien sind wesentlich häufiger als Oligodaktylien. Am häufigsten kommen Verdoppelungen am 5. Strahl vor, während Polydaktylien des 1. Strahles oder beider Außenstrahlen viel seltener sind. Verdoppelungen an den Binnenstrahlen sind eine ausgesprochene Rarität.

Auch die Oligodaktylie betrifft am häufigsten die Strahlen des Fußaußenrandes.

Eine weitere Mißbildungsform ist der Spaltfuß, der in seiner ausgeprägten Form operativer Behandlung bedarf (Abb. 5). Ebenfalls zu den angeborenen Mißbildungen zu rechnen ist der partielle Riesenwuchs, der durch Kürzung störend langer Zehen und Mittelfußknochen korrigiert werden kann.

Die Therapie der Fußmißbildungen ist wesentlich unproblematischer als die der klassischen Fußdeformitäten, da die mißgebildeten Füße sehr häufig trotz erheblicher Veränderungen noch durchaus leistungsfähig sind.

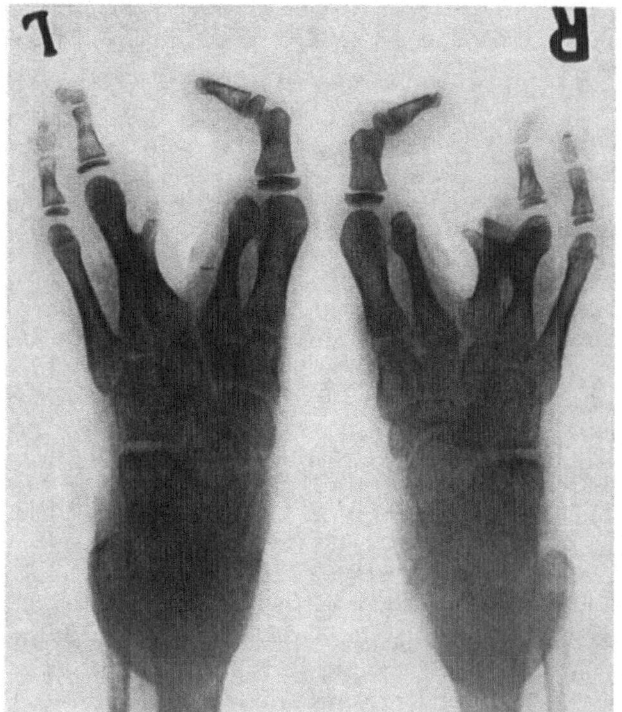

Abb. 5: Ausgeprägte Spaltfüße, die operativer Korrektur bedürfen.

Aus der Orthopädischen Klinik und Poliklinik der Universität Heidelberg
(Direktor: Prof. Dr. H. COTTA)

Muskelverletzungen des Sportlers

Von P. HINZ

Bei jeder sportlichen Betätigung — insbesondere beim Leistungssport — findet man für jede Einzelsportart zahlenmäßig gehäuft auftretende Verletzungen.

Von *Sportverletzungen* spricht man, wenn ein direktes oder indirektes Trauma nachweisbar ist. Demgegenüber versteht man unter *Sportschäden* krankhafte Veränderungen des Bewegungsapparates, die als Folge einer chronischen Traumatisation während einer längeren, oft jahrelangen Sportausübung bestehen. Diese Sportschäden, die sich meist langsam entwickeln, führen erst allmählich zu subjektiven Beschwerden und Behinderungen der Leistungsfähigkeit. Vor allem werden Hochleistungssportler erkranken, die in jahrelanger Ausübung ihrer Spezialsportart immer wieder dieselben Muskelgruppen einseitig beanspruchen oder gar überbeanspruchen.

In vielen Fällen werden enge Beziehungen zwischen Sportverletzungen und Sportschäden entstehen. Bei den verschiedensten Muskelverzerrungen, die sich fließend aus Überdehnungen entwickeln können, ist die Gewalteinwirkung oft so klein, ja alltäglich, daß die Verletzung eines bereits geschädigten Organs durchaus gerechtfertigt gefolgert werden kann. BAETZNER führte den Begriff der „pathologischen Funktion" ein. Einseitige sportliche Übungen gehen über die Grenzen der Reservekraft hinaus und führen durch diese überphysiologische Beanspruchung bei einseitiger Sportausübung zu strukturellen Schäden der Gewebe. KNOLL und MATHIES sprechen dagegen von einer festgelegten Beanspruchungsgrenze, deren Überschreitung als echtes Trauma definiert wird.

Eine weitere Unterscheidung in *typische* und *zufällige* Sportverletzungen ist hinsichtlich der Prognose der Sportfähigkeit von Wichtigkeit. Bei ersteren wird oft erwogen werden, ob man nicht die spezielle Sportart wechseln sollte, um chronische Schäden zu vermeiden, dagegen wird man bei zufälligen Verletzungen die bestimmte Spezialsportart prinzipiell weiter ausüben lassen.

Bezüglich der speziellen Fragestellung der Muskelverletzungen ergeben sich aus diesen einleitenden Gedankengängen, die ausführlich durch ein Sportärztekollektiv in dem Buch „Traumatologie des Sports" niedergelegt sind, folgende Überlegungen:

> Welche pathologisch-anatomischen oder physiologisch-chemischen Veränderungen der Muskulatur treten bei übermäßiger oder unphysiologischer Beanspruchung durch hartes Training oder Wettkampf auf, die als schleichende Vorschädigung definiert, bei einem Zusatzimpuls zu gröberen traumatischen Läsionen führen können und
> welche Möglichkeiten besitzt der Sportler oder Trainer, diesen strukturellen oder funktionellen Veränderungen entgegenzuwirken?

Dem Übergang vom normalen zum pathologischen begegnet man schon bei der Betrachtung der Verschiedenheit des Grundtonus der quergestreiften Muskulatur, der nach Pöschl bis zu einem gewissen Grade konstitutionell bedingt ist. Besonders Kurzstreckenläufer und Sprinter sollen im allgemeinen eine hypertone Muskulatur besitzen. Gerade im Hinblick auf die sofortige Hochleistung bei diesen Sportlern neigen sie dazu, schon bei geringsten Überanstrengungen *Ermüdungsmyogelosen* (M. Lange) zu bilden. Sie müssen vor allem vor Überlastungen bewahrt werden, da sie schon nach wenigen maximalen Belastungen, wenn diese in kurzen Zeitintervallen erfolgen, mit der Bildung von Muskelhärten antworten.
In der Geschichte der Erforschung der Muskelhärten dürfen Namen wie F. Lange, Schede und M. Lange nicht unerwähnt bleiben. Ihrer Ansicht, daß den Härten unter dem Einfluß einer übermäßigen Stoffwechselschlackenanreicherung lediglich eine Zustandsänderung des Eiweißes vom Sol- in den Gelzustand zugrunde liegt, ist in den neueren Arbeiten von Glogowski und Wallraff widersprochen worden. Diese Autoren haben sich eingehend mit der histologischen Untersuchung der Muskelhärten befaßt und fanden in den operativ entfernten Knötchen neben Bindegewebsvermehrung vor allem Zellkernanhäufungen in den Muskelfasern. Es sind vor allem die randständigen Kerne vermehrt und stellenweise zu Ketten verdichtet. Neben diesen Veränderungen kommen hyaline Entartungen umschriebener Muskelfasern zur Darstellung. Die Tatsache der gleichläufigen, kettenartigen Anordnung der Kernvermehrung wird als Zeichen einer Athropie der Muskelfasern gewertet, die ihrerseits wiederum die wachsartige Degeneration von Fasern und Faserstrecken und die Vakatfettbildung hinreichend erklärt.
Aus diesen pathomorphologischen Zustandsänderungen läßt sich unschwer

ableiten, daß sich voll ausgebildete Muskelhärten bei aktiver Entspannung, entsprechender Lagerung oder sogar in Vollnarkose nicht zurückbilden, im Gegensatz zu reversiblen Tonussteigerungen eines Muskels oder Muskelgruppen, die als Hartspann definiert sind. In diesem Falle muß auch der Wert der Massage, speziell der Gelotrypsie, bezweifelt werden.

Für die ursächliche Entstehung der Muskelhärten werden als primäre Ursachen im allgemeinen lokale Ernährungsstörungen im Muskel angenommen, die durch angiospastische Gefäßveränderungen hervorgerufen werden (SLAUCK, BAYER).

Wenn auf Grund des histologischen Substrats entzündliche Einflüsse fortfallen, so schließt WALLRAFF sicher logisch, wenn nur noch mechanische oder thermische Einflüsse übrig bleiben. Als Beweis wird angeführt, daß Myogelosen mit Vorliebe in den Muskeln auftreten, die an der Körperoberfläche liegen und somit eher einer Abkühlung ausgesetzt sind, als die tiefergelegenen Muskelgruppen. Nach seiner Meinung ist es ferner denkbar, daß es Muskelanteile gibt, die bezüglich der Kapillarisierung weniger reichlich ausgestattet sind und somit durch hinzukommende starke Abkühlung oder übermäßige Beanspruchung unterernährt und geschädigt werden.

BAYER hingegen nimmt an, daß primär die propriorezeptiven spinalen Nervenendigungen im Muskel geschädigt werden, wodurch es im anoxämischen Gebiet zu Reflextonussteigerungen kommen soll. Die Möglichkeit, daß durch eine etwaige Durchblutungsstörung eine Nervenschädigung und dadurch eine Tonussteigerung der Muskulatur zustande kommt, ist nicht von der Hand zu weisen. WALLRAFF führt hierzu als Beweis die Schmerzhaftigkeit der Muskelhärten als Ausdruck einer Nervenschädigung an.

Die Prädilektionsstellen der Muskelhärten nach M. LANGE macht den ursächlichen Zusammenhang der Gelosenentstehung durch Mangeldurchblutung glaubhaft. So ergibt der klinische Befund häufiges Vorkommen in den Ansatzstellen der Muskeln und Sehnen oder im Zentrum größerer Muskelbäuche. Besonders oft findet man Myogelosen in den oberen freien Rändern des M. trapezius und M. pectoralis sowie in den oberen Glutealpartien und im M. gastrocnemius.

In diesem Zusammenhang sei auch auf die Arbeiten von PAYR hingewiesen, in denen er sich mit den Wechselbeziehungen zwischen Gelenk und Tonus der angrenzenden Muskulatur auseinandersetzt. Er wies darauf hin, daß Gelenkerkrankungen die benachbarte Muskulatur primär in Mitleidenschaft ziehen können, indem sie eine Veränderung der Tonuslage bewirken. Es ist heute allgemein bekannt, daß schmerzhafte Gelenkaffektionen zu Hartspannzuständen in der Muskulatur führen können. Sensible Reize sind es demzufolge, die als Anfangsglieder in der Reihe der Störungen einer „kinetischen Kette" angesehen werden müssen. Die Ausschaltung der vom Gelenk ausgehenden Reize kann pathologische Tonusänderungen im Bereich der Muskulatur beseitigen.

Neben diesen in ihrer Entstehungsweise als funktionell zu bezeichnenden Veränderungen im Bereich der Muskulatur, die unbehandelt als eindeutige Vorschädigung mit Belastungseinbuße aufgefaßt werden müssen, seien andere ätiologische Faktoren wie allgemeine Infekte, Arteriosklerose, Stoffwechselerkrankungen, insbesondere bei Erhöhung des Harnsäurespiegels, nur am Rande erwähnt.

Lassen Sie mich jetzt im allgemeinen Teil kurz auf die Problematik der Muskelrisse eingehen:

Zerreißungen der Muskulatur können sowohl direkt wie indirekt entstehen. Beim Sport ist die indirekte Verletzungsart bei weitem häufiger. Die Zerreißungen treten öfter im sehnigen Anteil als im eigentlichen Muskelbauch auf. In der Mehrzahl der Fälle kommt es nur zur Teilzerreißung, während völlige Durchtrennungen zu den Seltenheiten gehören.

Gesundes Muskel- und Sehnengewebe besitzt eine große Zerreißfestigkeit, so daß es bei Gewalteinwirkungen eher zu einem Knochenausriß an der Insertionsstelle der Sehnen kommt als zu Muskel- oder Sehnenzerreißungen. Es steht jedoch außer Frage, daß die Ruptur einer voll funktionstüchtigen Sehne grundsätzlich möglich ist.

Aus der Literatur habe ich folgende Entstehungsweisen traumatischer Rupturen zusammengestellt:

1. Stärkste Anspannung eines Muskels gegen einen unüberwindlichen Widerstand.
2. Passive Bewegung eines Gliedabschnittes bei gleichzeitiger Anspannung der Antagonisten.
3. Stumpfe Gewalteinwirkung auf eine angespannte oberflächliche Sehne.

An rißbegünstigenden Vorschäden wurden bereits die Gelosen und Hartspannzustände genannnt. Hinzuzufügen wären noch örtliche degenerative Veränderungen wie Fetteinlagerung und Verkalkung im Bereich der Sehnen, die — wie histologische Untersuchungen gezeigt haben — meist erst nach Beendigung des 3. oder 4. Lebensjahrzehnts auftreten.

Von allen Autoren wird immer wieder auf andere Momente, die mit einer Erhöhung der Rißgefahr einhergehen, hingewiesen. Vor allem wird auf unzureichendes Training, Kälte und Nässe mit dem Einfluß auf die Muskeldurchblutung und in Einzelfällen auf Dopingmittel wie Cardiazol und Pervitin durch Beeinflussung der zentralen Erregbarkeit aufmerksam gemacht.

Dem eigentlichen Muskelriß bleibt noch die Muskelzerrung gegenüberzustellen. Hierbei kommt es nicht zu einer queren Kontinuitätstrennung, sondern zur Überdehnung einzelner Muskelfasern, die zerreißend aneinander vorbeigleiten. Das Faserflechtwerk des Muskels bleibt jedoch in seiner Gesamtheit mehr oder weniger erhalten im Gegensatz zum Muskelriß, wo die Kontinuitätstrennung als Delle tastbar wird.

Nach Groh wird die Diagnose Muskelzerrung aus: Functio laesa — lokalem Druckschmerz — entspannender Schonhaltung — später Hautverfärbung durch Hämatom gestellt.

Der Muskelriß hat mehr oder weniger die gleichen Krankheitszeichen. Die Palpation deckt den Substanzdefekt, der durch Auseinanderweichen der Muskelbruchstücke entsteht, auf.

Ich komme jetzt zum speziellen Teil des Referates, indem ich kurz die spezifischen Muskelverletzungen in den Spezialsportarten umreiße, wie ich sie aus den verschiedensten Abhandlungen über die Traumatologie des Sports zusammengetragen habe. Es sei mir erlaubt, nur auf die großen Sportgruppen einzugehen, deren speziell für die Sportart erforderlichen Bewegungsabläufe charakteristische Verletzungsmechanismen bedingen.

Leichtathletik

Lauf

Logischerweise findet man beim Lauf Einrisse oder komplette Rupturen von Muskeln und Sehnen im Bereich der unteren Extremität und bei jüngeren Sportlern mit noch nicht abgeschlossenen Knochenwachstum Abrißfrakturen an ihren Ansatz- und Ursprungsstellen. Wie alle Verfasser übereinstimmend berichten, finden sich die Einrisse meist an der Rückseite des Oberschenkels im unteren Drittel des M. biceps femoris und semimembranosus.

An zweiter Stelle wird beim Sprinter die Achillessehnenruptur meist am Übergang des Muskels zur Sehne angetroffen. Beide Lokalisationen stellen

typische Startverletzungen dar, sie können aber auch bei plötzlicher Schrittvergrößerung auftreten. Hingegen treten Quadricepsrisse und noch seltener Sartoriusrupturen meist dann auf, wenn der Sportler bei drohendem Sturz nach vorn den Körper scharf nach hinten zurückreißt.
Bei jugendlichen Sportlern, bei denen die Apophysenfugen noch nicht völlig geschlossen sind, treten besonders Abrißfrakturen der Tibia oder als schleichende Form ein Morbus Schlatter auf. Als weitere Verletzung des Sprinters sind Ausrisse der Patellapole oder Abrisse der Spina iliaca anterior superior durch forciertes Anspannen des M. tensor fasciae latae und des M. sartorius zu erwähnen.

Springen

Absprungverletzungen gleichen in ihren Entstehungsursachen den Lauf- oder Startverletzungen. So findet man auch hier vor allen Dingen Achillessehnenrupturen, Quadricepsrisse und Abrißfrakturen der Tuberositas tibiae.
Beim Hoch- und Stabhochspringer sollen Zerrungen der langen Rückenstrecker und Abrißfrakturen der Wirbeldornfortsätze vorkommen.

Stoßen und Werfen

Bei *Stoßern und Werfern* wird vor allem das Schulter- und Ellenbogengelenk beansprucht. Heiss stellt den Begriff des „Werferellenbogens" heraus. Es handelt sich um eine Überanstrengungsperiostose des Epicondylus humeri ulnaris am Ursprungsort der Flexoren und des M. pronator teres. Nach Heiss werden die Beschwerden dadurch bedingt, daß insbesondere bei unsachgemäßer Wurftechnik während der Pronationsbewegung des Unterarmes der stärkere M. triceps den Arm streckt und so den ebenfalls in Kontraktion befindlichen M. pronator teres überdehnt bzw. einreißt. Es wird deshalb empfohlen, beim Wurf darauf zu achten, daß der Ellenbogen weit nach vorne gebracht wird, damit die Pronationsbewegung vor der Streckung bereits abgeschlossen ist.
Bicepsrisse sind sowohl bei Stoßern als auch insbesondere bei Diskuswerfern bekannt geworden. Am häufigsten zerreißt der lange Bicepskopf.
Beim Kugelstoßen werden in Einzelfällen die traumatischen Rupturen des M. extensor policis longus beschrieben. Diese Rupturen sollen durch starke Anspannung mit maximal dorsalflektiertem Handgelenk über dem scharfen Rand des Ligamentum carpi dorsale erfolgen.

Schwimmen

Beim *Schwimmen* sind Zerrungen und Muskeleinrisse der Oberschenkeladduktoren bekannt. Sie können bei einer weiten Beinspreizung durch plötzliches Zusammenschlagen der Beine entstehen und treten meist gleich nach dem Start auf. Beim Sprung ins Wasser kommt es manchmal durch ruckartiges Nachhintenreissen des Oberkörpers zu Zerrungen der Rückenmuskulatur.

Als Abschluß meiner Darstellungen von Muskelverletzungen bei Einzelsportarten sei noch auf die typische Reiterverletzung hingewiesen. Hierbei kommt es durch häufige starke „Schenkelhilfen" zu chronischen Quetschungen und Blutungen in der Adduktorenmuskulatur, die unsachgemäß behandelt oder nicht ernst genommen zu dem sogenannten „Reiterknochen", der erstmals durch Billroth beschrieben wurde. Es handelt sich hierbei um eine Myositis ossificans, auf deren Entstehung und Behandlung noch eingegangen werden soll.

Lassen Sie mich aus der Fülle der *Gruppensportarten* als Beispiel nur den Fußball herausgreifen.

Neben einer Fülle direkter Muskelverletzungen durch Stoß, Anprall oder Fall seien besonders die Peritendinosen der Sehne des M. tibialis anterior und der Fibularissehnen hervorgehoben. Auch die Peritendinitis der Achillessehne, begünstigt durch den Druck der festen Fußballschuhe, muß erwähnt werden. Auf das Sartoriussyndrom und das Problem des Leistenschmerzes beim Fußballer hat besonders Schneider hingewiesen.

In letzter Zeit fand das Problem der Achillessehnenruptur des Leistungssportlers in Fachkreisen und Laienpresse immer mehr Beachtung. In diesem Zusammenhang sei auf eine Zusammenstellung von *Hohorst* hingewiesen, der eine Reihe von Sozialgerichtsentscheidungen an Hand eines Falles einer Achillessehnenruptur beim Betriebssport gegenüberstellte, wo es letztlich trotz degenerativer Verschädigung zur Anerkennung der Ruptur als Betriebsunfall kam.

Folgende Gedankengänge führten zur Anerkennung und sind ohne weiteres auf andere Muskel- oder Sehnenabschnitte übertragbar:

Nach Angaben der Physiologen hält eine gesunde Achillessehne einer Zugkraft von 400 kg stand. Wenn man die Belastbarkeit statt in Kilogramm in Meter-Kilogramm-Sekunde messen würde, so ergeben sich für die Belastungsgrenze ganz andere Gesichtspunkte. Ein 75 kg schwerer Sportler käme auf 75 m/kg/sec bereits beim Spaziergängertempo von 3,6 m/kg/sec pro Stunde, da diese Geschwindigkeit 1 m pro Sekunde entspricht. Könnte dieser Mann die 100 m in 11 Sekunden laufen, so hätte er die 400-m/kg/sec-Grenze bereits beim Start überschritten.

3 Faktoren sind nach Hohorst folglich für das Zustandekommen eines Achillessehnenrisses wichtig: Das Gewicht des Patienten als Ausdruck der Masse im physikalischen Sinn.

Die Beschleunigung, die mittels der zerrissenen Sehne dieser Masse erteilt werden soll. Mit anderen Worten die Art der Bewegung, bei welcher der Riß zustande kam, und

die Beschaffenheit der Sehne selbst.

Aus diesen Gegenüberstellungen wird klar, daß unter Umständen die beiden ersten Faktoren allein genügen können, um eine auch noch so feste und gesunde Sehne zu zerreißen.

Nach diesem Hinweis auf gutachterliche Fragestellungen lassen Sie mich jetzt zur Besprechung der *therapeutischen* und *prophylaktischen Möglichkeiten* bei Muskelverletzungen kommen:

Wie bei jeder Therapie sollte man sich auch bei den Muskelverletzungen vor jeder Behandlungsmaßnahme über das pathomorphologische Substrat des Traumas Klarheit verschaffen.

Die quergestreifte Muskulatur ist mit einem viscösen Inhalt gefüllt, der durch viele Umhüllungen in seiner Form gehalten wird. Diese Hüllen bilden ein bindegewebiges Skelett. Würde man alles Bindegewebe einschließlich des Sarkolemms aus dem Muskel entfernen, dann würde er wie ein Brei zusammenfließen (Riede). Aus diesem Grunde dürfte man gar nicht von einer Muskelzerreißung oder einer Muskelzerrung sprechen. Streng genommen handelt es sich nämlich um eine Zerrung oder Zerreißung des im Muskel gelegenen Bindegewebes. Das pathomorphologische Substrat einer Muskelzerrung ist somit im wesentlichen nur eine Verschiebung oder eine Kontinuitätstrennung des Bindegewebes.

Nach allgemeiner Erfahrung heilen Verletzungen des Bindegewebes narbig aus und somit darf in den wenigsten Fällen einer Muskelverletzung mit einer Restitutio ad integrum gerechnet werden.

Aus diesem Grunde sind auch sogenannte Bagatellverletzungen wie Zerrungen und leichte Einrisse insbesondere im Hinblick auf die Rezidivgefahr mit größter Sorgfalt zu behandeln. Hier ist der Hang des Sportlers, Beschwerden eher zu dissimulieren, zu beachten und ihm die Gefahr eines Dauerschadens klar vor Augen zu führen.

Zerrungen und leichte Einrisse ohne nennenswerten Bluterguß und Funktionsbehinderung werden in der Regel konservativ versorgt. Die betroffenen Muskelanteile sollen zuerst mit kalten Umschlägen behandelt werden und erst nach dem Abklingen der Schwellung ist vorsichtige Wärmeapplikation, am besten in Form von Kurzwelle, indiziert.

An dieser Stelle sei besonders eindringlich *vor der Massage an der Verletzungsstelle gewarnt.* Bei der Beobachtung – besonders bei Fußballspielen – sieht man immer wieder, daß ein Masseur sich nach einer eindeutigen Zerrung oder einer direkten Muskelkontusion mit Massagegriffen an der verletzten Extremität zu schaffen macht. Die Bemühungen der Betreuer in Ehren, so muß doch gesagt werden, daß der Zweck – in diesem Fall die Erhaltung der Spielfähigkeit – nicht jedes Mittel heiligen darf. Im geschilderten Beispiel halten wir einen Kompressionsverband nicht nur für richtiger, sondern auch, was die weitere Einsatzfähigkeit des Spielers anbetrifft, für dienlicher.

Die Sofortversorgung am Spielfeldrand unter den Augen einer großen Zuschauerzahl sollte nicht übereilt und kritiklos betrieben werden. Es ist fraglich, ob dem verletzten Einzelspieler, der Mannschaft und dem Arzt mit Novocaininjektionen in den Verletzungsbereich der Muskulatur, die von vielen Seiten als „muskuläres Doping" bezeichnet werden, letzlich geholfen ist. Der Kliniker hat es in dieser Richtung fast einfacher, obwohl ihn die Ungeduld des Sportlers mit dem Bestreben, möglichst bald wieder das Training aufzunehmen, oft genug zu Kompromissen zwingen mag.

Ganz allgemein sollte man stärkere Einrisse ohne vollständige Zerreißung der Muskulatur durch entlastende Ruhigstellung und Hochlagerung behandeln. Die Ruhigstellung kann auch durch einen hyperämisierenden Salbenverband oder durch einen Elastoplastverband geschehen. Besser als jede Schienenlagerung ist der Gipsverband, der in Entlastungsstellung angelegt etwa 3 Wochen belassen werden sollte. Noch im Gipsverband kann nach Ablauf von etwa 8 Tagen, je nach dem Ort der Verletzung, mit vorsichtigen Anspannungsübungen der benachbarten Muskeln begonnen werden. Anschließend an die Ruhigstellung wird mit vorsichtigen Bewegungsübungen – am besten im Wasser – begonnen, wobei in keinem Fall die Schmerzgrenze überschritten werden darf.

Zu frühe passive Bewegungsübungen und vor allen Dingen zu früher Beginn mit Massagebehandlung sollte unterbleiben, um die gefürchtete Komplikation einer Myositis ossificans auszuschalten. Diese gefürchtete Spätfolge, die nach Böhler keine unabwendbare Unfallfolge, sondern eine vermeidbare Behandlungsfolge darstellt, führt nicht nur oft zur Sportunfähigkeit, sondern auch zu schwerer Behinderung im Berufsleben.

Auf den grundlegenden Unterschied zwischen Kalkeinlagerung, Verkalkung und echten Verknöcherungen nach Art der Myositis ossificans sei hier nicht im einzelnen eingegangen, lediglich die unterschiedliche Behandlung dieser Gruppen sei herausgestellt.

Während bei einfachen Kalkeinlagerungen immer der Versuch einer Röntgentherapie unternommen werden sollte, ist dies bei echten Verknöcherungen nicht indiziert. Im zweiten Fall kommt nur die operative Entfernung der verknöcherten Anteile in Frage, wobei nach Gelehrter die Indikation zum operativen Eingriff von der Bewegungseinschränkung benachbarter Gelenke durch die Myositis ossificans abhängt.

Völlige oder fast völlige Muskelzerreißungen müssen in der Regel chirurgisch versorgt werden. Hierbei ist für die Indikation zur Operation der Funktionsausfall von entscheidender Bedeutung. Auf die rein chirurgischen Probleme der Muskelnähte und Plastiken und eine Schilderung der verschiedenen Operationsmethoden kann im Rahmen dieses Referats verzichtet werden, da sie in den einschlägigen Fachbüchern übersichtlich dargestellt sind.

Lassen Sie mich zum Schluß noch einige Worte zur Prophylaxe sagen. Wie schon eingangs erwähnt, ist auf die äußeren Trainingsumstände zu achten. Die Gelosen und Hartspannzustände sind durch regelmäßige Massagen zu beseitigen. Der Trainingsplan soll sinnvoll auf die Spezialsportart abgestimmt sein, so daß isotonische und isometrische Trainingsphasen zu einer ausgereiften muskulären Konstitution des Sportlers führen.

In diesem Zusammenhang sei auf die Arbeiten von Friedebold und Stoboy hingewiesen, die das Verhalten der Kraftgrößen während des Trainingsrückganges näher untersuchten. Ihren Ausführungen zufolge kehrt die Kraft nach Verminderung der täglichen Trainingsreize viel eher zu ihrer Ausgangslage zurück als bisher angenommen wurde. Eine Frage, die für die Rehabilitation des Sportlers nach längeren Verletzungspausen von großer Wichtigkeit ist.

Bei Erwägungen zur Prophylaxe der Muskelschäden läßt sich die Frage isometisches oder isotonisches Training folgendermaßen beantworten:

Die isotonische, d. h. die dynamische Trainingsweise führt zur Erhöhung der Durchblutungsgrößen und sogar zu einer zunehmenden Kapillarisierung (Nöcker). Die wechselnden Kontraktionszustände des Muskels wirken ähnlich einem Pumpmechanismus.

Beim isometrischen Training mit gleichmäßigen, maximalen Kontraktionen hingegen kommt es zur lokalen Ischaemie, was als Reiz für eine Bindegewebsproliferation angesehen werden muß. So konnte Riede beim isometrisch trainierten Muskel neben einer Hypertrophie der Muskelfasern vor allem eine eklatante Bindegewebsvermehrung feststellen. Die histo-

logischen Untersuchungen ergaben außerdem einen auffallend regelmäßigen Faserverlauf des Bindegewebes quer zum Muskelgewebe, was nach isotonischen Trainingsphasen nicht dargestellt werden konnte.
Da die Belastungsfähigkeit des Muskels bezüglich Traumen ein Bindegewebsproblem darstellt, sehe ich in diesen Ergebnissen, bei gezielter Anwendung der Methode, einen Schlüssel für eine sinnvolle Prophylaxe.

Sachverzeichnis